Roger Guy Pilo Ndibo
Roger Moyou Somo
Valentine Ndikum

Praziquantel et prévention de la bilharziose en milieu scolaire

Roger Guy Pilo Ndibo
Roger Moyou Somo
Valentine Ndikum

Praziquantel et prévention de la bilharziose en milieu scolaire

Cas de la ville de Meiganga au Cameroun

Presses Académiques Francophones

Imprint
Any brand names and product names mentioned in this book are subject to trademark, brand or patent protection and are trademarks or registered trademarks of their respective holders. The use of brand names, product names, common names, trade names, product descriptions etc. even without a particular marking in this work is in no way to be construed to mean that such names may be regarded as unrestricted in respect of trademark and brand protection legislation and could thus be used by anyone.

Cover image: www.ingimage.com

Publisher:
Presses Académiques Francophones
is a trademark of
International Book Market Service Ltd., member of OmniScriptum Publishing Group
17 Meldrum Street, Beau Bassin 71504, Mauritius

Printed at: see last page
ISBN: 978-3-8416-3542-6

Zugl. / Agréé par: Yaoundé, Université de Yaoundé 1, 2014

Copyright © Roger Guy Pilo Ndibo, Roger Moyou Somo, Valentine Ndikum
Copyright © 2015 International Book Market Service Ltd., member of OmniScriptum Publishing Group
All rights reserved. Beau Bassin 2015

SOMMAIRE

PRELIMINAIRES V
   DEDICACES VI
   REMERCIEMENTS VII
   LISTE DU PERSONNEL ENSEIGNANT ET ADMINISTRATIF DE LA FACULTÉ DE MÉDECINE ET DES SCIENCES BIOMÉDICALES IX
   SERMENT D'HIPPOCRATE XVI
   LISTE DES ABREVIATIONS XVII
   LISTE DES TABLEAUX XVIII
   LISTE DES FIGURES XIX
   RESUME XX
   SUMMARY XXII
INTRODUCTION 1
   1.1. Introduction 2
   1.2. Importance et justification 4
HYPOTHESES ET QUESTION DE LA RECHERCHE 5
   2.1. Hypothèses de la recherche 6
   2.2. Question de la recherche 6
OBJECTIFS 7
   3.1. Objectif général 8
   3.2. Objectifs spécifiques 8
REVUE DE LA LITTERATURE 9
   Quelques travaux publiés 10
   Données de base de ce travail 10
   Rappels des connaissances 10
   4.1. Généralités 10
      4.1.1. Définition et épidémiologie 10
      4.1.2. Agents pathogènes 11
      4.1.3. Taxonomie des schistosomes 11

4.1.4. Biologie (33) 12

4.1.5. Physiopathologie (33) 15

4.2. Clinique 16

4.2.1. Phase d'invasion 16

4.2.2. Phase toxémique 17

4.2.3. Phase d'état 17

4.2.4. Phase de complications 18

4.3. Diagnostic 19

4.3.1. Diagnostic en phase d'invasion et de croissance 20

4.3.2. Diagnostic en phase de maturation 21

4.3.3. Technique de libération des miracidiums 24

4.3.4. Interprétation des résultats biologiques 24

4.3.5. Examens complémentaires 25

4.4. Bilharziose et immunité 26

4.5. Traitement 27

4.6. Prophylaxie 28

4.6.1. Prophylaxie de masse 28

4.6.2. Prophylaxie individuelle 29

4.6.3. Lutte contre l'hôte intermédiaire 29

MATERIELS ET METHODES 30

5.1. Caractéristiques de l'étude 31

5.1.1. Type d'étude 31

5.1.2. Lieu de l'étude 31

5.1.3. Durée de l'étude 31

5.2. Méthodes 31

5.2.1. Population de l'étude 31

5.2.2. Critères d'inclusion 32

5.2.3. Critères d'exclusion 32

5.2.4. Echantillonnage 32

5.2.5. Procédure 33
5.3. Considération éthique 35
5.4. Matériels 35
5.5. Traitement et analyse statistique des données 36
RESULTATS 37
6.1. Caractéristiques de l'échantillon 38
    6.1.1. Répartition des écoliers par tranches d'âge et par sexe 38
    6.1.2. Répartition selon l'ethnie 39
    6.1.3. Répartition selon la religion 39
    6.1.4. Répartition selon les écoles 40
    6.1.5. Répartition selon la participation aux campagnes annuelles de déparasitage en milieu scolaire 40
6.2. Analyse Parasitologique des selles selon Kato-Katz 41
    6.2.1. Prévalence de la Bilharziose intestinale 41
    6.2.2. Charge parasitaire 42
    6.2.3. Prévalence selon les tranches d'âge et le sexe 42
    6.2.4. Prévalence selon les écoles 43
    6.2.5. Prévalence selon la participation à une campagne annuelle de déparasitage en milieu scolaire 44
    6.2.6. Autres parasites retrouvés 45
6.3. Manifestations cliniques 46
6.4. Comparaison des données 47
DISCUSSION 49
7.1. Limites de l'étude 50
7.2. Résultats 50
    7.2.1. Caractéristiques de la population de l'étude 50
    7.2.2. Biologie 51
    7.2.3. Signes et symptômes de l'infestation bilharzienne 53
CONCLUSION 55

RECOMMANDATIONS	57
BIBLIOGRAPHIE	59
ANNEXES	i
Annexe 1 : Fiche technique	ii
Annexe 2 : Formulaire de consentement éclairé	v
Annexe 3 : Lettre au délégué départemental MINEDUB	vii
Annexe 4 : Quelques œufs de *Schistosoma mansoni* retrouvés (présente étude)	ix
Annexes 5 : Œufs de *Schistosoma intercalatum* retrouvés (présente étude)	x

PRELIMINAIRES

DEDICACES

Je dédie ce travail :

- Au **Seigneur Dieu tout puissant**,

    Tu m'as accompagné tout au long de cette recherche et chaque jour qui passe est une occasion de te dire merci.

- A mes parents **M. PILO Robert** et Mme **ATTA épse PILO Jeannette** ainsi qu'à tous mes frères et sœurs,

    Vous m'avez offert la meilleure famille que je puisse avoir
    Vous avez consenti tant de sacrifices à mon égard
    Votre amour et votre éducation ont fait de moi l'Homme que je suis
    Vous m'avez enseigné le sens du travail, du devoir, de la responsabilité, de la persévérance et de l'humilité.
    Je ne saurai jamais vous dire merci pour tout
    Puisse Dieu vous accorder encore beaucoup d'années et surtout beaucoup de bonheur.

- A tonton **NDIBO MBARSOLA Roger**,

    Tu auras eu un impact positif sur ce que je suis et merci pour le soutien et la confiance que tu as manifesté à mon égard de ton vivant. Que ton âme repose en paix.

- A ma fiancée **ANGONI NKOLO Arlette Alix** et notre petite fille **PILO ATTA Nadine Jénèle**, ainsi qu'à toute sa famille.

    Vous avez apporté l'amour et la stabilité dans ma vie.

- A tonton **BELOKO Bourdier** et sa famille à Meiganga,

    Vous avez su m'accueillir à Meiganga et facilité ainsi mon séjour dans cette localité. Pour ce je ne saurai vous dire merci.

REMERCIEMENTS

- **Au Professeur MOYOU SOMO Roger,**

    C'est un honneur que vous m'avez fait en acceptant de superviser ce travail. Votre rigueur et votre efficacité ont toujours fait de vous un modèle pour moi.

- **Au Docteur NDIKUM Valentine,**

    Vous avez bien voulu me confier ce sujet de thèse. Vous avez permanemment témoigné un intérêt pour le bon déroulement de cette étude de par votre disponibilité et vos remarques, votre entière implication et vos contributions.

- **A tous les enseignants de la FMSB,**

    Chers Maîtres, vous avez fait de nous des Hommes et avez guidé nos pas dans ce métier et noble art qu'est la médecine. Que Dieu vous bénisse et sachez que ce travail est la résultante de tout un processus dans lequel vous avez tous contribué.

- **A tout le personnel administratif et d'appui de la FMSB,**

    Vous avez dans la mesure du possible créé et entretenu les conditions de travail et un environnement propices à nos études et à notre épanouissement

- **A tout le personnel du Centre de Recherche Médicale (CRM) de l'Institut de recherche Médicale et d'étude des Plantes Médicinale (IMPM) de Nkomo,**

    Pour votre participation et votre implication dévouée dans ce travail.

- Aux autorités administratives, traditionnelles et sanitaires de Meiganga,

  Pour leurs facilitations.

- A tous mes camarades de promotion, particulièrement à MAMBA MAMBA Jean François Alain, TAMEYI TATSA Joël, TONYE Lydienne Alida, SIBETCHEU Aurélie, ANKONE ZIE Hanniel, MABONGO Daniel, NKO'O AMVENE Michael, DOUM ABOL Lionel, Sœur BANA Elise et NYAGA TCHAWA Ulrich Flore,

  Vous avez rythmé mon cursus depuis le début et j'ai toujours su compter sur votre soutien et votre amitié indéfectible.

LISTE DU PERSONNEL ENSEIGNANT ET ADMINISTRATIF DE LA FACULTÉ DE MÉDECINE ET DES SCIENCES BIOMÉDICALES
Année académique 2013/2014

1. Personnel administratif

Pr. EBANA MVOGO CÔME	Doyen
Pr. ZE MINKANDE Jacqueline	Vice-Doyen chargé de la programmation et du suivi des activités académiques
Pr. KOKI NDOMBO Paul	Vice-Doyen chargé de la Recherche et de la Coopération
Pr. NJAMNSHI Alfred Kongnyu	Vice-Doyen chargé de la Scolarité, des Statistiques et du Suivi des étudiants
Pr. NKO'O AMVENE Samuel	Coordonnateur Général du cycle de spécialisation
Pr. NGANDEU Madeleine	Chef de Division des Affaires, de la Scolarité et de la Recherche
Mme MEDOUA BALLA Marlyse	Chef de la Division des Affaires Administratives et Financières
Mme ASSEMBE Pauline	Chef de service Financier
M. BOUDJIKO YOUKEKA Pierre	Chef de service de l'Administration Générale et du Personnel
Dr. NDI AMOUGOU Stéphane	Chef de service de la Scolarité et des Statistiques
M. AKOLATOU MENYE Augustin	Chef de service du matériel et de la Maintenance
Mme ASSAKO Anne	Chef de service des Diplômes, des Programmes d'enseignement et de la Recherche

Préliminaires   X

Mme ANDONG Elisabeth　　　　　　Bibliothécaire en chef
Mme FANDIE　　　　　　　　　　　Comptable Matières

2. Personnel enseignant

a) Professeurs

1. ABENA OBAMA Marie Thérèse	Pédiatrie
2. ANGWAFO III FRU	Chirurgie/Urologie
3. ASONGANYI TAZOACHA	Biochimie/Immunologie
4. BELLA HIAG Assumpta	Ophtalmologie
5. BINAM Fidèle	Anesthésie/Réanimation
6. DJIENTCHEU Vincent de Paul	Neurochirurgie
7. EBANA MVOGO Côme	Ophtalmologie
8. ESSAME OYONO Jean-Louis	Anatomie/Pathologique
9. ESSOMBA Arthur	Chirurgie Générale
10. FOMULU Joseph Nelson	Gynécologie/Obstétrique
11. GONSU FOTSIN Joseph	Radiologie/Imagerie Médicale
12. KASIA Jean Marie	Gynécologie/Obstétrique
13. KINGUE Samuel	Médecine Interne/Cardiologie
14. KOULLA Sinata Shiro	Microbiologie/Maladies infectieuses
15. KUABAN Christopher	Médecine Interne/Pneumologie
16. LEKE Rose	Parasitologie/Immunologie
17. MBANYA Dora	Hématologie
18. MBANYA Jean Claude	Médecine Interne/Endocrinologie
19. MBONDA Elie	Pédiatrie
20. MOYOU SOMO Roger	Parasitologie
21. NDJITOYAP NDAM Elie Claude	Médecine Interne/Gastro-entérologie
22. NDJOLO Alexis	O. R. L. Neurophysiologie Clinique
23. NGADJUI TCHALEU Bonaventure	Pharmacognosie et Chimie Pharmaceutique
24. NGOGANG Jeanne	Sciences Physiologiques/Biochimie

Evaluation de l'efficacité du praziquantel dans le contrôle de la bilharziose intestinale après deux années de distribution de masse en milieu scolaire à Meiganga

25. NJAMNSHI Alfred Kongnyu	Médecine Interne /Neurologie/
26. NKO'O AMVENE Samuel	Radiologie/Imagerie Médicale
27. NOUEDOUI Christophe	Médecine Interne/Endocrinologie
28. SOSSO Maurice Aurélien	Chirurgie Générale
29. SOW Mamadou	Chirurgie/Urologie
30. TAKONGMO Samuel	Chirurgie Générale
31. TETANYE EKOE	Pédiatre
32. ZE MINKANDE Jacqueline	Chirurgie/Anesthésie/Réanimation

b) **Maîtres de Conférences**

1. ADIOGO Dieudonné	Microbiologie
2. AFANE ELA Anatole	Anesthésie/ Réanimation
3. AFANE ZE Emmanuel	Médecine Interne/Pneumologie
4. ASONGALEM Emmanuel ACHA	Pharmacologie
5. ATCHOU Guillaume	Physiologie Humaine
6. BAHEBECK Jean	Chirurgie Orthopédique
7. BELLEY PRISO Eugène	Gynécologie/Obstétrique
8. BENGONDO MESSANGA Charles	Stomatologie
9. BEYIHA Gérard	Anesthésie/Réanimation
10. BISSEK Anne Cécile	Médecine Interne/Dermatologie
11. BIWOLE SIDA Magloire	Médecine Interne/Gastro-entérologie
12. BOB'OYONO Jean Marie	Anatomie/Chirurgie pédiatrique
13. DONG A ZOCK	Biophysique / Médecine nucléaire
14. ELLONG Augustin	Ophtalmologie
15. ELOUNDOU NGAH Joseph	Chirurgie/Neurochirurgie
16. ESSOMBA Claudine	Pharmacognosie et Chimie Pharmaceutique
17. EYENGA Victor Claude	Chirurgie/Neurochirurgie
18. FEWOU Amadou	Anatomie Pathologie
19. FOKUNANG Charles	Pharmacotoxicologie/Pharmacocinétique
20. FOUDA Pierre	Chirurgie/Urologie
21. KOKI NDOMBO Paul	Pédiatrie

Evaluation de l'efficacité du praziquantel dans le contrôle de la bilharziose intestinale après deux années de distribution de masse en milieu scolaire à Meiganga

22.	LUMA Henry NAMME	Bactériologie/Virologie
23.	MASSO MISSE Pierre	Chirurgie Générale
24.	MBOPI KEOU François-Xavier	Bactériologie/Virologie
25.	MBOUDOU Emile Télesphore	Gynécologie/Obstétrique
26.	MBU ENOW Robinson	Gynécologie/Obstétrique
27.	MONEBENIMP Francisca	Pédiatrie
28.	MOUELLE SONE Albert	Radiothérapie
29.	MOUKOURI Ernest	Ophtalmologie
30.	MOUSSALA Michel	Ophtalmologie
31.	MPONDO MPONDO Emmanuel	Pharmacotoxicologie et Pharmacocinétique
32.	NANA Philip NJOTANG	Gynécologie/Obstétrique
33.	NDOM Paul	Médecine Interne/Oncologie
34.	NGOWE NGOWE Marcellin	Chirurgie Générale
35.	NJOCK Richard Fiacre	O. R. L.
36.	NJOYA Oudou	Médecine Interne/Gastro-entérologie
37.	NKAM Maurice	Physiologie/Pharmacologie et
38.	OKOMO ASSOUMOU Marie Claire	Bactériologie/Virologie
39.	ONDOBO ANDZE Gervais	Chirurgie Pédiatrique
40.	ONGOLO ZOGO Pierre	Radiologie/Imagerie médicale
41.	OYONO ENGUELLE Samuel	Physiologie Humaine
42.	SINGWE Madeleine épse NGANDEU	Médecine Rhumatologie
43.	TAKOUGANG Innocent	Santé Publique
44.	TANYA née NGUTI KIEN Agatha	Nutrition Thérapeutique
45.	YOMI Jean	Radiothérapie.

c)- **Chargés de Cours**

1.	AHANDA ASSIGA	Chirurgie Générale
2.	AMA MOOR Vicky Joceline	Biochimie
3.	ANKOUANE Andolou	Médecine Interne /Gastro-entérologie
4.	ASHUNTANTANG Gloria	Médecine Interne/Néphrologie
5.	BILLONG Serges Clotaire	Santé Publique

Evaluation de l'efficacité du praziquantel dans le contrôle de la bilharziose intestinale après deux années de distribution de masse en milieu scolaire à Meiganga

6.	CHELO David	Pédiatrie
7.	CHETCHA CHEMEGNI Bernard	Microbiologie/Hématologie
8.	CHIABI Andreas	Pédiatrie
9.	DJOMOU François	ORL
10.	DOH BIT Julius	Gynéco-obstétrique
11.	EPEE Emilienne	Ophtalmologie
12.	ESIENE Agnès	Chirurgie/Anesthésie/Réanimation
13.	ESSI Marie-Josée	Anthropologie médicale/Santé Publique
14.	ETOM EMPIME	Neurochirurgie
15.	ETOUNDI MBALLA Georges Alain	Médecine Interne/Pneumologie
16.	FARIKOU Ibrahima	Chirurgie orthopédique
17.	FOUEDJIO Jeanne	Gynéco-obstétrique
18.	FOUMANE Pascal	Gynéco-obstétrique
19.	GONSU née KAMGA Hortense	Bactériologie
20.	GUEDJE Nicole Marie	Pharmacognosie et Chimie Pharmaceutique
21.	GUEGANG GOUJOU Emilienne	Neuroradiologie
22.	GUIFO Marc Leroy	Chirurgie générale
23.	HAMADOU BA	Médecine Interne /Cardiologie
24.	HANDY EONE Daniel	Chirurgie
25.	KABEYENE OKONO Angèle	Histo-Embryologie
26.	KAGMENI Giles	Ophtalmologie
27.	KAMGNO Joseph	Santé Publique /Epidémiologie
28.	KAZE FOLEFACK François	Médecine Interne /Néphrologie
29.	KECHIA Frederick AGEM	Microbiologie /Mycologie
30.	KEMFANG NGOWA Jean Dupont	Gynéco-obstétrique
31.	KOBELA née MBOLLO Marie	Pédiatrie
32.	KOLLO Basile	Santé Publique
33.	KOUOTOU Emmanuel Armand	Médecine Interne /Dermatologie
34.	KUATE TEGUEU Calixte	Médecine Interne /Neurologie
35.	LOBE Emmanuel	Médecine Interne/Néphrologie
36.	MAH Evelyn MUNGYEH	Pédiatrie
37.	MBASSI AWA Hubert Désiré	Pédiatrie

38. MENANGA Alain Patrick	Médecine Interne /Cardiologie
39. MENDIMI NKODO Joseph	Sc. morph/Anatomie pathologique
40. MINDJA EKO David	Chirurgie maxillo faciale
41. MOIFO Boniface	Radiologie/Imagerie
42. MONABANG ZOE Cathy	Radiologie/Imagerie
43. MOUAFO TAMBO Faustin	Chirurgie
44. NDONGO E. épse TORIMIRO J.	Sc. Physiologiques Biologie moléculaire
45. NGABA OLIVE Nicole	O.R.L.
46. NGAMENI Barthélémy	Pharmacognosie et Chimie Pharmaceutique
47. NGO NONGA Bernadette	Chirurgie Générale
48. NGOUNOU NOUBISSIE épse DOUALLA	Médecine Rhumatologie
49. NGOUPAYO Joseph	Pharmacognosie et Chimie Pharmaceutique
50. NGUEFACK épse DONGMO Félicité	Pédiatrie
51. NGUEFACK Séraphin	Pédiatrie
52. NGUEFACK TSAGUE Georges	Santé Publique/Biostatistiques
53. NGUIDJOE Evrard Marcel	Pharmacotoxicologie/Pharmacocinétique
54. NJOUMEMI Zakariaou	Santé Publique /Economie santé
55. NKOA Thérèse	Microbiologie/Hématologie
56. NKWABONG Elie	Gynéco-obstétrique
57. NNANGA NGA	Pharmacie Galénique et Législation Pharmaceutique
58. NTONE ENYIME Félicien	Médecine Interne/Psychiatrie
59. ONDOA MEKONGO Martin	Pédiatrie
60. ONGOTSOYI Angèle Hermine	Pédiatrie
61. OWONO Didier	Ophtalmologie
62. OWONO ETOUNDI Paul	Anesthésie-Réanimation
63. PEFURA YONE Eric	Médecine Interne /Pneumologie
64. PIEME Constant Anatole	Sciences Physiologiques/Biochimie
65. PISOH Christopher	Chirurgie Générale
66. SANDO Zacharie	Anatomie pathologique
67. SOBNGWI Eugène	Médecine Interne/Endocrinologie

Evaluation de l'efficacité du praziquantel dans le contrôle de la bilharziose intestinale après deux années de distribution de masse en milieu scolaire à Meiganga

Préliminaires XV

68. TAYOU TAGNY Claude	Microbiologie/Hématologie
69. TEBEU Pierre Marie	Gynéco-obstétrique
70. TEMBE Estella épse FOKUNANG	Pharmacotoxicologie/Pharmacocinétique
71. TOUKAM Michel	Microbiologie
72. ZEH Odile Fernande	Radiologie/Imagerie Médicale

d) Assistants

1.	AKABA Désiré	Sciences morphologiques/Anatomie
2.	AZABJI KENFACK Marcel	Sciences Physiologiques
3.	BETSEM A BETSEM	Biologie Clinique
4.	GAMNE GUIADEM Cathérine M.	Médecine dentaire
5.	KAMGA OLEN Jean pierre Olivier	Médecine Interne
6.	MOULION NANA Albert	Chirurgie
7.	NANA OUMAROU DJAM Blondel	Chirurgie
8.	NDIKUM Valentine	Sc. Physiologiques/Pharmacologie
9.	NGONO MBALLA épse ABONDO	Pharmacie Galénique et Législation
10.	NNOMOKO née BILOUNGA Eliane	Anesthésie/Réanimation
11.	NOKAM TAGUEMNE Marie Elvire	Médecine dentaire
12.	NOUBI Nelly épse KAMGAING	Pédiatrie
13.	NSEME ETOUCKEY Eric	Sc. Morphologiques/Médecine Légale
14.	TABI OMGBA Yves	Pharmacotoxicologie/Pharmacocinétique
15.	WAWO YONTA épse GUELA SIMO	Médecine Interne /Cardiologie

e)- Cycle des Etudes Biomédicales et Medico-sanitaires

Pr. BINAM Fidèle	Coordinatrice générale
Pr TANYA NGUTI KIEN	Coordinatrice générale -adjointe
Pr ZE MINKANDE Jacqueline	Coordinatrice du cycle Médico-sanitaires

Evaluation de l'efficacité du praziquantel dans le contrôle de la bilharziose intestinale après deux années de distribution de masse en milieu scolaire à Meiganga

SERMENT D'HIPPOCRATE
(Adaptation selon la déclaration de Genève)

« Au moment de mon admission comme membre de la profession médicale,

je m'engage solennellement à consacrer toute ma vie au service de l'humanité.

Je réserverai à mes maîtres le respect et la gratitude qui leur sont dus.

J'exercerai consciencieusement et avec dignité ma profession.

La santé du malade sera ma première préoccupation.

Je garderai les secrets qui me seront confiés.

Je sauvegarderai par tous les moyens possibles l'honneur et la noble tradition de la profession médicale.

Je ne permettrai pas que les considérations d'ordre religieux, national, racial, politique ou social aillent à l'encontre de mon devoir vis-à-vis du malade ;

Mes collègues seront mes frères.

Je respecterai au plus haut degré la vie humaine et ceci dès sa conception, même sous les menaces, je n'utiliserai point mes connaissances médicales contre les lois de l'humanité.

Je m'engage solennellement sur mon honneur et en toute liberté à garder scrupuleusement ces promesses. »

LISTE DES ABREVIATIONS

CE2 :	Cours Elémentaire 2e année
CM1 :	Cours Moyens 1ère année
CM2 :	Cours Moyen 2e année
CRM :	Centre de Recherche Médicale
FMSB :	Faculté de Médecine et des Sciences Biomédicales
IMPM :	Institut de recherche Médicale et d'étude des Plantes Médicinales
MBZ :	Mébendazole
MINEDUB :	Ministère de l'Education de Base
MINESUP :	Ministère de l'Enseignement Supérieur
MINSANTE :	Ministère de la Santé publique
OR :	Odds ratio
Opg :	Œufs par gramme
OMS :	Organisation Mondiale de la Santé
PNLSHI :	Programme Nationale de Lutte Contre la Schistosomose et les Helminthoses intestinales
PZQ :	Praziquantel
UY1 :	Université de Yaoundé 1
WHA :	World Health Assembly

LISTE DES TABLEAUX

Tableau I : répartition des écoliers par tranche d'âge et par sexe 38
Tableau II : répartition de l'échantillon selon l'ethnie 39
Tableau III : répartition des élèves selon les écoles 40
Tableau IV : répartition selon la participation au déparasitage 40
Tableau V : nombre de participation 41
Tableau VI : prévalence de la bilharziose intestinale 41
Tableau VII : charge parasitaire 42
Tableau VIII : prévalence selon les tranches d'âge et le sexe 42
Tableau IX : prévalence par école 43
Tableau X : prévalence selon la participation aux campagnes de déparasitage . 44
Tableau XI : prévalence selon le nombre de participations 44
Tableau XII : autres parasites retrouvés 45
Tableau XIV : comparaison entre les résultats de 2011 et nos résultats 47

LISTE DES FIGURES

Figure 1 : Cycle des schistosomes 12
Figure 2 : Adultes de Schistosomes 13
Figure 3 : Miracidium 14
Figure 4 : Furcocercaire 14
Figure 5 : Œuf de Schistosoma haematobium 21
Figure 6 : Œuf de Schistosoma mansoni 22
Figure 7 : Œuf de Schistosoma intercalatum 23
Figure 8 : Œuf de Schistosoma japonicum 23
Figure 9 : Œuf de Schistoma Mekongi 24
Figure 10 : répartition de l'échantillon selon les religions 39
Figure 11 : fréquence des signes et symptômes cliniques 46
Figure 12 : comparaison des proportions des différents degrés d'intensité de l'infection à *S. mansoni* entre 2011 et 2013 48

RESUME

Les bilharzioses sont des affections parasitaires qui affectent 239 millions de personnes à travers le monde, dont 85% en Afrique subsaharienne. Au Cameroun comme dans la plupart des pays endémiques, le principal moyen de lutte contre cette maladie repose sur la distribution de masse annuelle du praziquantel, prioritairement en milieu scolaire. Meiganga dans la région de l'Adamaoua constitue un foyer important de la bilharziose à *S. mansoni* et une étude menée en 2011 faisait état de statistiques alarmantes avec une prévalence de 32,5% en milieu scolaire.

Le but de ce travail était de revenir sur le même site deux années après afin de ressortir les données actuelles de cette bilharziose chez les écoliers et d'en déduire le rôle joué par la distribution de masse du praziquantel dans la prévention de la maladie. Il s'agissait plus précisément de rechercher les indicateurs clinico-biologiques en rapport avec l'infestation bilharzienne et de comparer nos résultats à des données de bases obtenues en 2011.

Pour ce, nous avons mené une étude descriptive et transversale sur une période de quatre mois allant de septembre 2013 à janvier 2014. Les quatre écoles choisies étaient les mêmes que celles de l'étude précédente. Les écoliers inclus étaient ceux des classes supérieures (CE2 ; CM1 ; CM2) âgés de 6 à 15 ans dont l'assentiment avait été obtenu d'eux-mêmes et le consentement éclairé de leurs parents ou tuteurs légaux. Nous avons procédé à un interrogatoire suivi d'un examen physique, ensuite les selles ont été collectées dans des pots étiquetés, conservées avec l'azide de sodium et acheminées au CRM-IMPM à Nkomo, Yaoundé. L'examen parasitologique a été effectué en utilisant la méthode de Kato-Katz. L'analyse statistique des données a été faite à l'aide des logiciels Epi info version 3.5.4 et Microsoft Excel 2010. Les valeurs étaient considérées comme significatives pour un p inférieur à 0,05.

Parmi les écoliers retenus dans cette étude, 317 ont effectivement participé. La population était constituée de 160 filles (50,5%) et 157 garçons (49,5%) soit un sexe ratio de 0,98 avec un âge moyen de 11,6 +/- 1,6 ans. Le taux de participation à la dernière campagne de déparasitage était de 95,3%. La prévalence de la bilharziose à *S. mansoni* retrouvée dans notre étude était de 10,1% (IC à 95%: 7,1-14,1). Les données de base retrouvées en 2011 faisaient état d'une prévalence de 32,5% soit un taux de réduction de la prévalence de 68,9% entre 2011 et 2013 et après deux campagnes de déparasitage, laquelle baisse est statistiquement significative (p=0,000). La participation à au moins une campagne de déparasitage de masse en milieu scolaire, dont la dernière serait un facteur protecteur (OR=0.7169 ; IC à 95% :0,15-6,85), ce qui n'est pas statistiquement significatif (p=0.4595). Parmi les écoliers infestés, 59,4% étaient des garçons et 40,6% des filles. La charge ovulaire variait de 24 à 2016 œufs /gramme de selles avec une charge moyenne de 196,5 œufs /gramme de selles, ce qui n'est pas statistiquement différent de celle retrouvée en 2011 : 204 œufs /gramme de selles (p=0,63). 62,5% des sujets atteints ont évoqué la douleur abdominale comme principale plainte et ce symptôme serait associé à l'infection (OR=1,33 ; p=0,28). La présence du sang dans les selles était significativement associée à l'infection (OR=2,51 ; p=0,02) et 34,4% des sujets atteints l'ont évoqué comme plainte.

Au regard de tout ce qui précède, nous concluons que la prévalence de la bilharziose à *S. mansoni* a significativement régressé dans ces quatre écoles de Meiganga passant de 32,5% en 2011 à 10,1% en 2013. Cette baisse pourrait être liée aux activités de distribution de masse du praziquantel en milieu scolaire car 95,3% des sujets de cette étude ont effectivement participé au programme, laquelle participation serait protectrice. Néanmoins la proportion des enfants avec une charge parasitaire sévère reste élevée par rapport aux recommandations de l'Organisation mondiale de la santé, bien que nous ayons observé une diminution globale des charges. Il est donc nécessaire que des efforts complémentaires soient faits par les structures en charge de la santé (MINSANTE-PNLSHI) et de l'éducation de base (MINEDUB) afin d'étendre les activités de lutte à l'assainissement par la construction des latrines ainsi qu'à la lutte contre l'hôte intermédiaire. Aussi, la communauté scientifique devra intensifier la recherche concernant la bilharziose.

SUMMARY

Bilharziosis is a parasitic disease which affects 239 million persons all over the world, with 85% of them being in sub-Saharan Africa. In Cameroon as in most endemic countries, the fight against this disease lies on the massive annual distribution of praziquantel, mainly in school milieu. Meiganga, in the Adamawa region, is an important focus of *S. mansoni* bilharziosis and a study carried out in 2011 showed stunning statistics with a prevalence of 32.5% among school children.

The aim of this study was to go back to the same site two years after so as to evaluate the present situation of bilharziosis in school pupils and to evaluate the impact control measures. It consisted in searching for parasitologic and clinical indicators and to compare them to data obtained in 2011 in the same population.

To achieve this objective, we carried out a cross-sectional and descriptive study during a period of four months from September 2013 to January 2014. The four schools chosen were the same used to collect baseline data in 2011. The pupils included were those in class 4, class 5 and class 6 aged from 6 to 15 years with approval gotten from the pupils and informed consent from their parents or legal guardian. We carried out an interrogation followed by a physical exam. Thereafter, stool samples were collected in tagged containers, conserved in sodium azide and transported to the Medical Research Centre of the IMPM at Nkomo, Yaoundé. The parasitological exam was done using the Kato-Katz method. The statistical analysis of data was done with the help of Epi info version 3.5.4 and Microsoft Excel 2010. A p-value of less than 0.05 was considered statistically significant.

Among the pupils selected, 317 effectively participated in this study. The population was made up of 160 girls (50.5%) and 157 boys (49.5%) giving us a sex ratio of 0.98 and an average age of 11.6+/-1.6 years. 95.3% of pupils have participated to the last deparasiting campaign. The prevalence of bilharziosis due to *S. mansoni* in our study was at 10.1% (95% CI: 7.1-14.1). The findings of 2011 showed a prevalence of 32.5% hence a prevalence reduction rate of 68.9% between 2011 and 2013 and after two deparasiting campaigns, this reduction was statistically significant (p=0.000). The participation to at least one massive deparasiting campaign in school milieu, including the last one, could be a protective factor (OR=0.7169; 95% CI: 0.15-6.85), even though not statistically significant (p=0.4595). Among the infested pupils, 59.4% were boys and 40.6% were girls. The ovular load varied between 24 to 2016 eggs/gram of stool with an average load of 196.5 eggs/gram of stool, which is not statistically different from that of 2011 : 204eggs/gram of stool (p=0.63). 62.5% of infested subjects principally complained of abdominal pain and this symptom could be associated to the infection (OR=1.33; p=0.28). The presence of blood in stool was significantly associated to the infection (OR=2.51; p=0.02) and 34.4% of infested subjects complained of this.

Considering all of the above, we conclude that the prevalence of *S. mansoni* bilharziosis has reduced significantly in Meiganga, passing from 32.5% in 2011 to 10.1% in 2013. This reduction could be related to the activities of massive distribution of praziquantel in school milieu, since 95.3% of subjects in this study actually participated in the program. This participation could be protective. The proportion of heavy infection remains high according to the WHO recommendations and the presence of blood in stool is significantly associated to the infection. It is therefore necessary that complementary efforts should be done by the institutions of health (Ministry of public health) and basic education so as to extend the fight for cleanliness to the construction of latrines as well as to the fight against the intermediate host. Also, the scientific community should intensify research concerning bilharziosis.

INTRODUCTION

1.1. Introduction

Les schistosomoses ou bilharzioses sont des maladies parasitaires dues à l'infestation par des vers plats appelés schistosomes. Elles représentent un problème majeur de santé publique, particulièrement pour les enfants d'âge scolaire, à haut risque (1). Il s'agit de maladies potentiellement graves à cause de leurs nombreuses complications (2–4). En 2009, 239 millions de personnes étaient infectées à travers le monde (5) dont 85% en Afrique sub-Saharienne où un chiffre annuel de 150 000 décès a été attribué à la schistosomiase (6).

Au Cameroun, les schistosomoses ainsi que les géohelminthoses sont des maladies parasitaires importantes. Des estimations récentes font état de deux millions de personnes infectées par la schistosomiase et cinq millions de personnes à risque (7). Les taux de transmission les plus élevés sont retrouvés dans la partie septentrionale du pays avec 82% des cas (8). C'est ainsi que la résolution 54.19 de l'Assemblée Mondiale de la Santé en 2001 a recommandé à tous ses Etats membres de poursuivre les activités de lutte qui ont fait leur preuve dans les zones de faible transmission pour éliminer la schistosomiase en tant que problème de santé publique, mais aussi d'accorder une grande priorité à la mise en œuvre ou à l'intensification de la lutte contre la schistosomose dans les zones de forte transmission, ceci tout en surveillant la qualité et l'efficacité des médicaments (9).

C'est en ligne avec ces recommandations que le programme national de lutte contre la schistosomose et les helminthoses intestinales a été créé au Cameroun en mars 2003 et a été officiellement lancé le 25 mars 2004 (10–12). Ses activités ont débuté par une phase pilote dans un district de santé en février 2006 pour être par la suite étendus à une région entière, en l'occurrence celle de l'Adamaoua en mai de la même année. 2007 a marqué le début effectif des campagnes de déparasitage systématiques et annuelles des enfants d'âge scolaire à l'échelle nationale (10,12), le praziquantel n'étant distribué que dans les zones de forte endémicité. Malgré la grande composante socio-culturelle associée à cette infection (13), la lutte est principalement axée sur la distribution de masse du praziquantel, principalement en milieu scolaire (14). Seul traitement efficace contre la schistosomose depuis plus de 30 ans (15), les programmes nationaux de lutte procèdent à sa distribution de masse en milieu scolaire et communautaire depuis 2001 (10,16–18). Néanmoins, la controverse persiste quant à l'approche optimale de cette stratégie de lutte dans les zones à forte transmission (19).

Le traitement systématique des tous les enfants d'âge scolaire à base du praziquantel étant la stratégie la moins couteuse (20), le mode unidose annuel reste relativement efficace dans la diminution ou l'élimination des infections actives et la réinfection reste un problème persistant dans les zones à haut risque (19,21). Des études ont été réalisées dans le monde pour évaluer l'impact de cette stratégie sur la prévalence de la schistosomose, et en même temps apprécier l'efficacité du praziquantel dans l'infection à S. mansoni. Des cas de moindre efficacité du praziquantel dans le traitement de la schistosomiase à S. mansoni ont été rapportés au Sénégal (22) et au Brésil (23), justifiant le besoin urgent de développer de nouveaux médicaments plus efficaces contre cette maladie (14,24–26). En 2012, Landoure et al. n'ont pas retrouvé une baisse significative de la prévalence de l'infection à S. mansoni entre 2004 et 2012 au Mali après utilisation du praziquantel (27). La même année, Hodges et al. ont retrouvé une baisse significative de l'infection à S. mansoni après une seule campagne de distribution de masse du praziquantel chez des enfants scolarisés en Sierra Leonne (28). Des résultats similaires ont été retrouvés en Ouganda (18). L'efficacité du praziquantel dans le traitement de l'infection à S. mansoni reste élevée en Ethiopie selon Tadesse et al.(29).

Au Cameroun, Tchuem Tchuente et al. ont démontré en novembre 2013 que le praziquantel est particulièrement efficace contre S. mansoni dans le Nord Cameroun comparativement à S. haematobium (30). Cependant, nous ignorons toujours si l'implémentation de cette stratégie de lutte au Cameroun, particulièrement dans les zones de forte endémicité peut entrainer une éventuelle baisse de la prévalence de l'infection à S. mansoni en milieu scolaire. C'est ainsi que nous avons mené une étude dans la ville de Meiganga afin de faire le lien entre la situation actuelle de cette bilharziose et l'organisation des campagnes annuelles de déparasitage en milieu scolaire sur les deux dernières années, partant sur la base des données obtenues en 2011 dans la même localité (31).

1.2. Importance et justification

Le praziquantel, utilisé dans le traitement de masse des enfants d'âge scolaire constitue le principal moyen de lutte contre la schistosomiase (9). Actuellement au Cameroun, les campagnes de déparasitage sont principalement basées sur une distribution annuelle des médicaments vermifuges (10). La sensibilité au praziquantel ne concernant que les formes adultes, les formes intermédiaires ne seront donc pas affectées (21). Aussi la réinfection pose un problème dans les zones de forte transmission, ce qui rend donc possible l'inefficacité de cette stratégie de lutte telle qu'appliquée au Cameroun.

Dans le but d'améliorer les stratégies de lutte contre la schistosomiase, nous nous sommes interrogés sur l'impact de ces campagnes de distribution sur la prévalence de la bilharziose intestinale à Meiganga où une prévalence de 32,5% a été rapportée en juin 2011 en milieu scolaire (31). Depuis lors, le PNLSHI a mené des campagnes de déparasitage de masse dans ces écoles utilisant le praziquantel. Dans cette étude, nous ferons donc l'état actuel de cette pathologie dans ces mêmes écoles et nous allons comparer nos données à ceux de 2011, ceci dans le but d'évaluer l'efficacité de cette stratégie de santé publique sur le niveau d'endémicité de la bilharziose à *S. mansoni*.

HYPOTHESE ET QUESTION DE LA RECHERCHE

2.1. Hypothèse de la recherche

L'hypothèse que nous allons vérifier dans notre étude est:

La prévalence de la bilharziose intestinale a baissé entre 2011et 2013 dans les quatre écoles primaires investiguées à Meiganga.

2.2. Question de la recherche

Ces campagnes de déparasitage au praziquantel ont-elles eu un impact positif sur le niveau d'endémicité de la bilharziose intestinale dans ces écoles?

OBJECTIFS

3.1. Objectif général

Evaluer l'impact de la distribution de masse du praziquantel sur le niveau d'endémicité de la bilharziose intestinale chez les enfants d'âge scolaire à Meiganga.

3.2. Objectifs spécifiques

1. Identifier les enfants atteints de la bilharziose à *Schistosoma mansoni* et déterminer leur charge parasitaire
2. Comparer les résultats obtenus à des données de base retrouvées en juin 2011 et déduire le rôle du praziquantel dans le contrôle de la maladie.
3. Identifier les manifestations cliniques en rapport avec l'infestation bilharzienne

REVUE DE LA LITTERATURE

Quelques travaux publiés

Sesay et collaborateurs en Sierra Leone (32) ont évalué l'impact du traitement de masse à base du praziquantel parmi les enfants d'âge scolaire après trois années de distribution de masse du praziquantel. Ils ont mené une étude descriptive et transversale en faisant deux enquêtes dans la même population dont l'une en 2009 et l'autre en 2012. Les résultats ont fait état d'une baisse de l'ordre de 67,2% de la prévalence de la bilharziose à *S. mansoni* après trois années de distribution de masse du praziquantel.

Muhumuza et collaborateurs en Ouganda (33) avaient retrouvé une baisse de l'ordre de 6,8% de la prévalence de la bilharziose à *S. mansoni* entre 2011 et 2012 et après un seul tour de déparasitage au praziquantel.

Données de base de ce travail

En 2011, une étude pilote menée à Meiganga par Fandouo (31) dans le cadre de sa thèse de médecine, sous la supervision du Professeur Moyou Somo Roger, a fait état d'une prévalence de 32,5% de la bilharziose à *S. mansoni*. Dans cette étude, les écoles primaires investiguées avaient été choisies en fonction de leur proximité avec la rivière où le mollusque hôte intermédiaire avait été mis en évidence. Il s'agissait donc d'un échantillonnage de convenance. Les données issues de ce travail nous serviront de données de base et nous avons employé la même méthodologie.

Rappels des connaissances

4.1. Généralités

4.1.1. Définition et épidémiologie

Les bilharzioses ou schistosomoses sont des affections parasitaires dues à des trématodes, vers plats, à sexes séparés, hématophages, vivant au stade adulte dans le système circulatoire des mammifères et évoluant au stade larvaire chez un mollusque d'eau douce. La symptomatologie est le reflet des lésions provoquées par la migration ou l'embolisation des œufs (34).

On répertorie actuellement 239 millions de cas de bilharzioses dans le monde et cinq espèces sont pathogènes pour l'homme et sévissent à l'état endémique sur trois continents (Afrique ; Asie ; Amérique). Le nombre de personnes présentant les symptômes de la maladie est estimé à 120 millions dont 20 millions sont atteintes d'une forme grave et invalidante (5).

Le Cameroun comprend une série de zones bioclimatiques allant de la forêt équatoriale à la savane sahélienne, favorisant le développement de nombreuses parasitoses (35), parmi lesquelles les bilharzioses ou schistosomoses occupent une place importante, car elles affectent près de 2 millions de sujets (7). En effet, les trois espèces de schistosomes africains de l'homme y sont représentées : *Schistosoma haematobium* et *S. mansoni* sont endémiques dans la moitié nord soudanienne ou sahélienne (36,37), et très localisées dans la moitié sud guinéenne ou équatoriale. *S. intercalatum* est localisé et présent uniquement en zone équatoriale (8,38).

4.1.2. Agents pathogènes

Cinq espèces du genre Schistosoma appartenant à 3 groupes parasitent l'homme :

- Groupe haematobium : comprend *Schistosoma haematobium* (Bilharz, 1852), agent de la bilharziose urinaire et *Schistosoma intercalatum* (Fischer, 1934), agent de la bilharziose rectale en Afrique centrale.
- Groupe mansoni : avec *Schistosoma mansoni* (Sambon, 1907), agent de la bilharziose intestinale.
- Groupe japonicum : comprend *Schistosoma japonicum* (Katsurada, 1904), agent de la bilharziose artérioveineuse sino-japonaise et Schistosoma mekongi (Voge, Bruckner & Bruce, 1978), agent de la bilharziose du Mékong rencontrée au Laos et au Cambodge.

4.1.3. Taxonomie des schistosomes

Les schistosomes appartiennent à l'embranchement des Plathelminthes, à la classe des Trematoda, à la sous-classe des Digenea, à l'ordre des Strigeatoida, à la famille des Schistosomitidea, à la sous-famille des Schistosomatinea et au genre Schistosoma. Les Schistosomes sont caractérisés par l'absence de pharynx musculeux, la présence d'œufs à éperon dépourvu de clapet, de furcocercaires et la pénétration chez l'hôte par voie transcutanée.

4.1.4. Biologie (34)

Le cycle évolutif des cinq espèces est identique dans ses grandes lignes, nécessitant l'intervention obligatoire d'un hôte intermédiaire, mollusque d'eau douce.

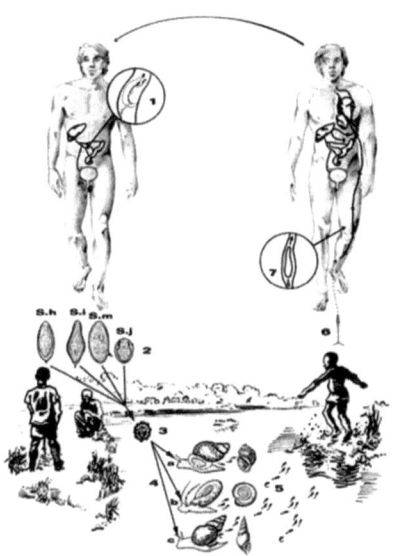

Figure 1 : Cycle des schistosomes

Source : ANOFEL-www.umvf.univ-nantes.fr/parasitologie

1. Adultes vivants dans les plexus artérioveineux abdominaux 2. Les œufs sont éliminés dans le milieu extérieur par les urines : S. haematobium (S. h.) ou par les selles : S. mansoni (S. m.), S. intercalatum (S. i.) et S. japonicum (S. j.) 3. Miracidium libéré par l'éclosion des oeufs en eaux douces 4. Mollusque hôte intermédiaire obligatoire a) Bulin (S. h., S. i.) , b) Planorbe (S. m.) ; c) Oncomélania (S. j.) 5. Furcocercaires infestantes obtenus après transformation des miracidiums en sporocytes et multiplications de ces derniers 6. Infestation de l'homme par les furcocercaires lors d'un contact avec les eaux contaminées

7. Schistosomules migrant jusqu'au système porte où ils deviennent adultes avant de gagner les plexus artérioveineux abdominaux.

Les femelles, localisées selon l'espèce dans les fines ramifications veineuses de l'intestin ou de la vessie, pondent leurs œufs qui, par effraction, tombent dans la cavité de l'organe et sont éliminés par les selles (S. mansoni, S. japonicum, S. mekongi, S. interculatum) ou par les urines (S. haematobium). Si les œufs sont stoppés dans leur progression par les défenses de l'organisme (bilharziome) ou s'ils sont pondus dans des organes pleins (foie, poumon,…), il n'y a pas d'évolution et on retrouve les œufs calcifiés en coupe histologique.

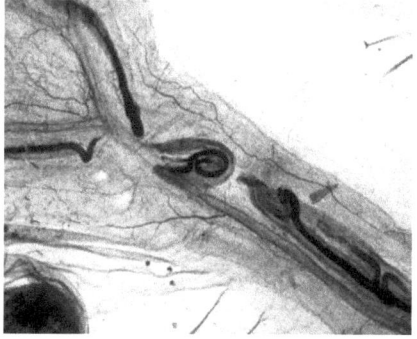

Figure 2 : Adultes de Schistosomes

Source : ANOFEL-www.umvf.univ-nantes.fr/parasitologie

Si, par contre, les œufs sont rejetés dans le milieu extérieur et si les conditions sont favorables (pH voisin de la neutralité et température comprise entre 18°C et 33°C), au contact de l'eau douce, ils libèrent une forme larvaire ciliée : le miracidium (dont la durée de vie est courte : quelques heures) qui doit nager à la recherche du mollusque spécifique de l'espèce de schistosome.

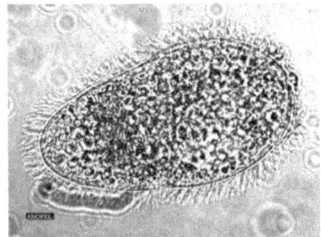

Figure 3 : Miracidium

Source : ANOFEL-www.umvf.univ-nantes.fr/parasitologie

Au niveau de l'hépato-pancréas du mollusque, lorsque la température est adéquate (30°C), les formes larvaires donneront les sporocystes de stades I et II. L'évolution larvaire chez le mollusque demande 1 mois. Du mollusque sort la forme ultime de l'évolution larvaire : la cercaire. Par phénomène de polyembryonnie un miracidium donne des milliers de cercaires. Cette cercaire mesure 0,5 mm, possède une « queue » bifide (furcocercaire) et circule dans l'eau, prête à pénétrer par voie transcutanée en quelques minutes dans toute partie du corps humain immergée (la contamination par voie buccale est une éventualité très rare).

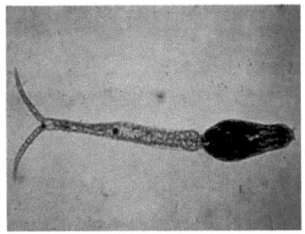

Figure 4 : Furcocercaire

Source : ANOFEL-www.umvf.univ-nantes.fr/parasitologie

La durée de survie des furcocercaires est courte (quelques heures) et c'est par chimiotactisme que celles-ci sont attirées et pénètrent par effraction dans les téguments de l'hôte définitif. Dès que les furcocercaires sont fixées, elles se séparent de leur « queue » et la partie antérieure ou schistosomule est entraînée par la voie lymphatique dans la grande circulation. A partir de la 48ème heure, et pendant plusieurs jours, elles sont dans les capillaires pulmonaires puis gagnent le cœur, et par l'intermédiaire de la circulation abdominale et des veines du système porte, les parasites parviennent au foie où ils deviennent adultes vers le 2ème mois.

Après l'accouplement, les vers remontent la circulation porte à contre-courant. Les femelles fécondées se séparent alors des mâles et s'engagent, selon un tropisme particulier à chaque espèce, dans les fines ramifications viscérales d'un territoire veineux déterminé où elles déposent leurs œufs. La bilharziose se contractant par l'immersion totale, ou partielle, du corps dans une eau contenant des cercaires de schistosomes, divers facteurs sont susceptibles de favoriser l'infestation :

- L'âge : les enfants par leurs jeux et leurs baignades dans les ruisseaux et les rivières.
- Le sexe : les femmes souvent de « corvée » d'eau (lavage du linge, besoin alimentaire,…).
- La profession : les cultivateurs, les pêcheurs en eau douce, les riziculteurs, les ouvriers d'entretien des canaux d'irrigations.
- La religion : l'obligation religieuse des ablutions journalières dans les pays musulmans. - La mise en valeur des ressources hydrauliques : barrages, canaux d'irrigation permanents ayant pour but d'étendre l'agriculture à de nouvelles terres, favorisent la présence des mollusques hôtes intermédiaires.
- Le sous-développement et son corollaire : l'absence d'hygiène fécale et urinaire.
- La susceptibilité génétique de l'hôte (en cours d'évaluation par de nombreuses équipes de recherche).

4.1.5. Physiopathologie (34)

Hormis l'action irritante des cercaires pénétrant à travers la peau et les phénomènes toxiques dus à la migration des schistosomules et des adultes, ce sont essentiellement les œufs des parasites qui sont à l'origine des lésions anatomiques et par conséquent des troubles cliniques observés. En effet, les œufs traversent les épithéliums des parois vasculaires et des organes creux sous-jacents provoquant ainsi des microsaignements expliquant les hématuries et le sang dans les selles. Mais un certain nombre d'entre eux reste bloqué dans les tissus. Ils sont à l'origine d'une réaction inflammatoire : le granulome bilharzien ou bilharziome fibroscléreux. Au cours des années, les granulomes confluent et deviennent macroscopiques. Ils subissent une évolution, soit hyperplasique, soit nécrotique et ulcéreuse, toujours génératrice de sclérose secondaire responsable de rétractions cicatricielles des organes contaminés. Par exemple, les œufs de *S. haematobium* peuvent provoquer une sténose orificielle entraînant une stase urinaire. Celle-ci peut être responsable, en amont, de la dilatation de tout l'arbre urinaire aboutissant, à terme, à la destruction du parenchyme rénal. Ils peuvent se calcifier et constituer ainsi une vessie rigidifiée, favorisant infection et stase. Le risque de cancérisation des tumeurs granulomateuses est suspecté.

Dans la genèse de la cirrhose bilharzienne avec hypertension portale, le rôle pathogène primordial est joué par les œufs. L'examen histologique du foie révèle une fibrose très nette dans les zones périportales faisant suite à l'évolution du granulome bilharzien autour des œufs. Ces granulomes enserrent électivement les veinules porte qui sont souvent trombosées donnant la classique image de sclérose en « tuyau de pipe ».

4.2. Clinique

4.2.1. Phase d'invasion

Elle correspond à la pénétration des furcocercaires. Elle passe souvent inaperçue, mais peut entraîner un tableau de dermatite des nageurs (érythème cutané allergique) survenant 15 à 30 minutes après le bain infestant. Cette dermatite est plus marquée pour les 2 espèces extrême-orientales (*S. japonicum, S.mekongi* : maladie de KATAYAMA).

La dermatite des nageurs ou dermatite cercarienne peut être due à des schistosomes de mammifères ou d'oiseaux aquatiques. L'espèce la plus fréquemment incriminée est *Trichobilharzia ocellata*, espèce holartique parasite des vaisseaux du mésentère des canards sauvages ou domestiques. L'hôte intermédiaire est *Limnea stagnalis*. C'est au cours d'une baignade ou d'un contact prolongé en eau douce que l'homme se contamine. Le prurit apparaît quelques heures après le bain infestant au point de pénétration des cercaires et peut perdurer plusieurs jours, accompagné d'un placard érythémateux ou urticarien. Le traitement est symptomatique : antihistaminiques ou corticoïdes. Il n'y a pas d'évolution du parasite dans l'organisme humain.

4.2.2. Phase toxémique

Elle est contemporaine de la migration et de la maturation des schistosomules dans la circulation sanguine et dans les vaisseaux portes intrahépatiques. Elle peut être marquée par un malaise général : asthénie, fièvre, céphalées, anorexie (fièvre des safaris) accompagné de troubles d'ordre anaphylactique : prurit, arthralgie, myalgie, poussée d'urticaire…

4.2.3. Phase d'état

Elle correspond à la ponte des femelles.

4.2.3.1. Bilharziose uro-génitale

Le maître symptôme est l'hématurie. Celle-ci est indolore et d'évolution capricieuse. Elle peut être microscopique et de découverte fortuite ou macroscopique, discrète et terminale ou abondante et totale avec caillots.

Elle s'accompagne de signes d'irritation vésicale : douleurs mictionnelles, irradiant vers les bourses et le périnée, pollakiurie. Parfois ce sont des crises de coliques néphrétiques qui attirent l'attention.

4.2.3.2. Bilharziose intestinale et hépatosplénique (39,40)

La ponte des œufs débute 2 mois après la transmission, et environ la moitié des œufs se déposent dans les ramifications du système porte, expliquant la topographie hépatosplénique et intestinale des lésions, ainsi que les séquelles entrainées par la formation du granulome bilharzien.

a. Manifestations intestinales

Elles sont caractérisées essentiellement par :

- La diarrhée à selles fréquentes, molles ou franchement liquides, parfois glaireuses et sanguinolentes, voire dysentériques.
- Une entéropathie exsudative peut s'en suivre, accompagnée d'anémie importante et d'hypo-albuminémie.
- De vagues malaises abdominaux sans caractère, ni localisation propre dans les cas légers et s'accompagnant parfois d'anorexie et de nausées.
- Un ténesme, des épreintes (rares)
- Un prolapsus rectal
- L'état général est habituellement conservé.

b. Manifestations hépatospléniques

Elles compliquent une bilharziose à *S. mansoni* avec ou sans manifestations intestinales et résultent d'une embolisation des œufs au niveau du foie, en périphérie des espaces portes, immédiatement avant que les ramifications intrahépatiques terminales aillent se jeter dans les sinusoïdes du foie.

La fibrose entrainée par des infections massives aura comme stade ultime l'aspect pathognomonique de la fibrose en « tuyau de pipe » de Symmers.

Cliniquement, le foie est gros, ferme, lisse, parfois sensible.

L'hypertension portale qui sera installée entrainera à son tour une splénomégalie avec circulation collatérale et varices oesophagiennes ; l'ascite est aussi fréquente.

Dans les cas compensés, une histoire d'hématémèse ou de mélaena peut parfois s'ajouter à l'hépatosplénomégalie tandis que dans les cas compensés on aura également les signes suivants : hépalgies ; fatigabilité ; amaigrissement ; hémorragies digestives accrues ; œdèmes ; ascite ; circulation collatérale très évidente ; au stade ultime, encéphalopathie avec ictère.

Le pronostic de la bilharziose hépatosplénique est réservé : des hémorragies digestives par rupture des varices œsophagiennes peuvent emporter le malade à tout moment.

4.2.3.3. Bilharziose artério-veineuse

La phase d'état est fréquemment grave, marquée d'emblée par une atteinte hépatosplénique, un ictère, des hémorragies digestives par hypertension portale, de l'ascite, de l'œdème et de phénomènes d'hypersplénisme.

4.2.4. Phase de complications

Elle correspond à la rétention des œufs.

4.2.4.1. Bilharziose urogénitale

Pour *S. haematobium* l'ensemble de l'arbre urinaire peut être atteint : fistule urétrale, sténose urétrale, urétérohydronéphrose, surinfection (cystite, pyélonéphrite, pyonéphrose,...), lithiase vésicale, glomérulonéphrite. Le système génital des deux sexes peut être touché : urétrite, épididymite, spermato-cystite, prostatite, salpingite, endométrite, vaginite, cervicométrite pouvant entraîner impuissance et stérilité. C'est surtout au niveau rénal que se situe le pronostic de la bilharziose urogénitale.

4.2.4.2. Bilharziose intestinale

S. mansoni, S. japonicum, S. mekongi et, à un moindre degré *S. intercalatum*, entraînent une pathologie hépato-splénique, avec dans les formes graves, apparition d'une hypertension portale qui conditionne le pronostic des bilharzioses intestinales et artério-veineuses.

4.2.4.3. Bilharziose extra intestinale

Les localisations extra intestinales sont dues à la migration erratique du parasite ou, plus souvent, à l'embolisation massive d'œufs vivants par les anastomoses pathologiques porto cave. Il s'agit le plus souvent de localisations cardio-vasculaires, neurologiques (avec trois types de complications : myélite transverse, compression médullaire et radiculite se traduisant par une paraplégie d'installation progressive accompagnée de troubles sphinctériens et sensitifs) ou cutanées (lésions papulonodulaires parfois végétantes et ulcérées).

Elles sont relativement rares pour *S. haematobium* et *S. intercalatum*, plus fréquentes pour *S. mansoni* et *S. japonicum*.

4.3. Diagnostic

Le diagnostic repose tout d'abord sur des éléments d'orientation :

- **Epidémiologiques** : il devra être suspecté chez un patient revenant d'une zone d'endémie bilharzienne et l'interrogatoire devra rechercher la notion d'une possible contamination : bain dans un marigot, un lac d'eau douce, …
- **Cliniques** : il sera évoqué devant une « fièvre des safaris », une hématurie, des selles striées de sang,…
- **Biologiques** : l'hyperéosinophilie n'est pas spécifique mais peut être évocatrice en association avec les données cliniques et épidémiologiques.

Les méthodes diagnostiques seront différentes au cours du cycle des schistosomes :

- **Pendant la phase d'invasion**, la réaction de l'hôte entraîne une hyperéosinophilie importante ainsi qu'une réaction sérologique rapidement positive.
- **Pendant la phase de croissance**, il existe une activité métabolique intense. L'hyperéosinophilie reste élevée et les réactions sérologiques sont marquées.
- Enfin, à la **phase de maturation**, il y a émission des œufs que l'on peut éventuellement retrouver dans les selles ou les urines voire dans les biopsies (granulome). A cette phase l'imagerie peut être d'un grand recours pour le bilan d'extension.

4.3.1. Diagnostic en phase d'invasion et de croissance

La bilharziose est rarement diagnostiquée à ce stade car elle est souvent asymptomatique et qu'il n'y a pas encore d'élimination d'œufs.

4.3.1.1. Eosinophilie sanguine

Cette éosinophilie est importante pendant la période d'invasion surtout pour *S. mansoni, S. japonicum* et *S. mekongi* (mal adapté à l'homme). Il est possible d'avoir des taux allant de 40 à 70 %. On signale même dans le cas de *S. japonicum* des taux de 90 %. A la période d'état, le taux se situe aux environs de 10 à 20 %.

4.3.1.2. Techniques sérologiques

Elles permettent souvent une orientation diagnostique de bonne valeur, aboutissant parfois à la décision thérapeutique malgré l'absence de preuve parasitologique directe. La quasi-totalité des techniques sérologiques utilise des antigènes extraits de *S. mansoni*. En effet, le cycle de celui-ci est plus facile à entretenir au laboratoire. L'utilisation d'antigènes hétérologues pour le diagnostic des bilharzioses uro-génitales donne des résultats satisfaisants du fait des communautés antigéniques. Le diagnostic indirect des bilharzioses ne peut être correctement réalisé qu'en associant si possible plusieurs techniques utilisant des antigènes différents.

Les techniques utilisant les antigènes vivants sont en désuétude. L'immunofluorescence indirecte, de bonne sensibilité et de bonne spécificité est la technique la plus utilisée aujourd'hui. L'ELISA semble une technique d'avenir pour les laboratoires d'analyses médicales.

4.3.2. Diagnostic en phase de maturation
4.3.2.1. Mise en évidence des œufs
La mise en évidence des œufs apporte la preuve indiscutable de la parasitose. Elle est en principe toujours possible à la phase d'état de l'affection, lorsque le ver sera arrivé à maturité soit 2 à 3 mois après l'infestation par les furcocercaires. Cependant, sa réalisation se heurte parfois à des difficultés techniques et dans le cas d'infestation modérée, elle peut être malaisée.

a. Recherche des œufs dans les urines

Il s'agit uniquement d'œufs de *S. haematobium*. Le meilleur examen consiste à examiner le culot de sédimentation des urines de 24 h après avoir éliminé les substances chimiques gênant la lecture (les phosphates et le sang essentiellement). Ces urines de 24 heures doivent être recueillies, si possible, après un effort physique prémictionnel (marche à pied, montée d'un escalier, gymnastique pelvienne, sautillement…) ce qui améliore la sensibilité de l'examen. En cas d'impossibilité de recueillir les urines de 24 heures, les œufs peuvent être recherchés dans les dernières gouttes d'urines et de préférence sur miction complète matinale. Ces urines seront décantées pendant 24 heures et après avoir rejeté le surnageant, elles seront centrifugées à 1 500 tours/ minute pendant 3 à 4 mn. Le culot de centrifugation sera examiné en totalité.

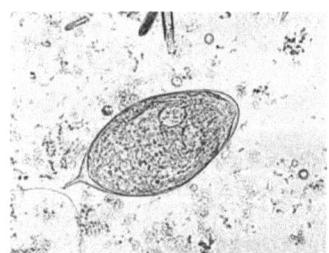

Figure 5 : Œuf de Schistosoma haematobium
Source : ANOFEL-www.umvf.univ-nantes.fr/parasitologie

b. Recherche des œufs dans les selles

Le rectum étant un carrefour pour les 5 espèces de schistosomes, les oeufs de *S. mansoni, S. japonicum, S. mekongi, S. intercalatum* et parfois *S. haematobium* peuvent être rencontrés au cours d'un examen de selles.

L'examen direct et les techniques de concentration sont réalisés en utilisant, de préférence, la partie superficielle (externe) de la matière fécale plus riche en éléments parasitaires. Diverses techniques peuvent être utilisées (41,42)

- La méthode de Kato-Katz : elle permet d'évaluer la charge parasitaire et est appropriée pour l'étude de la bilharziose intestinale. Le principe est l'éclaircissement par la glycérine, ce qui améliore la lecture. Cette technique est simple et permet d'identifier les œufs d'helminthes et les numéroter. Par contre cette méthode ne détecte pas les protozoaires.
- La méthode de Ritchie : c'est une technique de concentration des selles. Ici les selles sont conservées dans l'eau formolée à 10% et étalées entre lame et lamelle pour lecture au microscope. Son avantage est qu'elle permet la concentration des kystes, protozoaires, œufs d'helminthes. Par contre elle altère les formes végétatives.
- La méthode Bailenger : c'est une technique de concentration des selles. Ici les selles sont conservées dans l'eau formolée à 10% et étalées entre lame et lamelle pour lecture au microscope. Son avantage est qu'elle permet la concentration des kystes, protozoaires, œufs d'helminthes. Par contre elle altère les formes végétatives.

Les œufs de *S. mansoni* sont émis dès le 2ème mois et mesurent 140 sur 65 µm. De forme ovalaire, ils possèdent un éperon latéral subterminal de grande taille. Le pôle opposé à l'éperon est souvent légèrement rétréci. La coque est simple, épaisse de contour brun clair. L'œuf viable contient un embryon cilié.

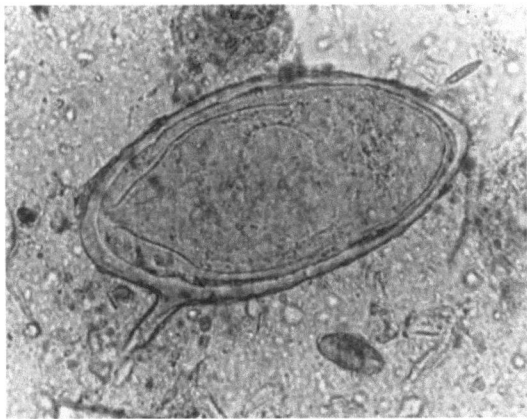

Figure 6 : Œuf de Schistosoma mansoni
Evaluation de l'efficacité du praziquantel dans le contrôle de la bilharziose intestinale après deux années de distribution de masse en milieu scolaire à Meiganga

Source : ANOFEL-www.umvf.univ-nantes.fr/parasitologie

Les œufs de *S. intercalatum* mesurent 200 sur 65 μm. De forme ovalaire, ils possèdent un éperon terminal apical, long de 25 μm se continuant avec la coque de l'oeuf. L'extrémité polaire opposée à l'éperon est généralement rétrécie. La coque est simple, épaisse de couleur brun clair et contient un miracidium pour les œufs vivants.

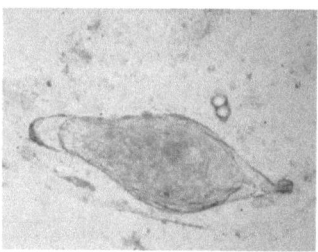

Figure 7 : Œuf de Schistosoma intercalatum

Source : ANOFEL-www.umvf.univ-nantes.fr/parasitologie

Les oeufs de *S. japonicum* et de *S. mekongi* sont plus petits et plus sphériques. Ils mesurent 70 sur 50 μm pour *S. japonicum* et 60 sur 40 μm pour *S. mekongi*. Ils présentent latéralement un petit éperon obtus souvent difficile à voir selon l'orientation des œufs. Comme les précédents, la coque est simple, épaisse, brun clair. Les œufs possèdent dès l'émission un embryon cilié.

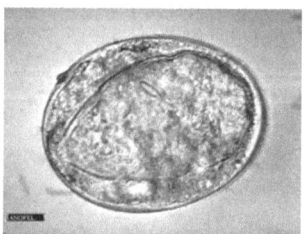

Figure 8 : Œuf de Schistosoma japonicum

Source : ANOFEL-www.umvf.univ-nantes.fr/parasitologie

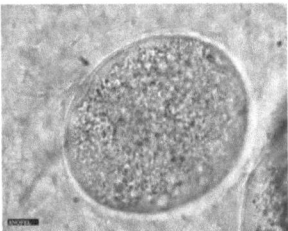

Figure 9 : Œuf de Schistoma Mekongi

Source : ANOFEL-www.umvf.univ-nantes.fr/parasitologie

c. Les biopsies

Les biopsies rectales et vésicales peuvent être réalisées au cours de la rectosigmoïdoscopie ou de la cystoscopie. Même en cas de bilharziose uro-génitale, la biopsie rectale est aussi performante et donc préférable à la biopsie vésicale plus traumatisante. Elles doivent être pratiquées lorsque les examens d'urine et de selles sont négatifs. On prélève des petits fragments de muqueuse et de sous-muqueuse, soit au niveau d'une lésion (granulome, ulcération), soit sur le bord d'une valvule de Houston, sans les fixer. Les fragments sont ensuite écrasés entre lame et lamelle et montés dans de la gomme au chloral pour son grand pouvoir éclaircissant, puis examinés au microscope. C'est la forme des œufs et la position de l'éperon qui donnera le diagnostic.

4.3.2.2. Méthodes indirectes

Il s'agit des techniques sérologiques déjà décrites pour la phase d'invasion et de croissance

4.3.3. Technique de libération des miracidiums

L'emploi de cette méthode est nécessaire si on veut affirmer une guérison après traitement en différenciant les œufs morts des œufs vivants. Après avoir placé les œufs en milieu hypotonique à 30°C, surveiller à la loupe binoculaire. L'éclosion se produit au bout d'une demi-heure à une heure et le miracidium se met rapidement à nager à la manière d'une paramécie.

4.3.4. Interprétation des résultats biologiques

Si la présence d'œufs dans un produit biologique (urines, selle, biopsie) affirme le diagnostic de bilharziose, leur absence n'exclut pas l'existence d'une bilharziose évolutive. D'une part, la ponte ne débute qu'après plusieurs semaines, d'autre part, les œufs ne sont retrouvés que dans 60 à 70% des cas avec des variations individuelles importantes. Dans ce cas, la clinique, le contexte épidémiologique, associés au diagnostic sérologique prennent toute leur valeur. A la phase d'invasion, la sérologie est positive dans environ 90% des cas toutes techniques confondues, mais seulement 20% présentent des taux élevés affirmant le diagnostic. Il est donc impératif d'associer plusieurs techniques utilisant des antigènes différents et d'interpréter les résultats en fonction du contexte clinico-épidémiologique.

4.3.5. Examens complémentaires

Ils sont nécessaires pour évaluer l'extension des lésions.

4.3.5.1. Bilharziose urinaire

L'échotomographie permet de repérer les papillomes vésicaux ou les dilatations calicielles au niveau des reins.

4.3.5.2. La bilharziose intestinale ou hépato-splénique

a. Les prélèvements biopsiques

Ils sont réalisés au cours de :

- La rectosigmoïdoscopie et la colonoscopie qui permettent en plus d'apprécier le siège et le nombre des lésions. Elles montrent des lésions ulcéreuses voire des polypes saignant facilement au contact (bilharziome).
- La laparoscopie visualise de plus les dilatations veineuses.

b. L'imagerie médicale

L'échotomographie permet d'évaluer l'extension de la fibrose des espaces portes et des veinules portes intra-hépatiques ainsi que de l'importance des dilatations des vaisseaux extra-hépatiques.

La splénomanométrie confirme le diagnostic d'hypertension portale (HTP).

Le cathétérisme sushépatique bloqué, démontre l'HTP de type présinusoïdal.

La splénoportographie, obtenue par opacification vasculaire, après ponction splénique dessine le système veineux intrasplénique, le système porte intra et extra-hépatique. Elle met en évidence l'obstacle portal intrahépatique, le reflux dans les collatérales et le développement d'anastomoses porto-caves. Cet examen se justifie si un geste chirurgical est envisagé.

La radiographie visualise les varices oesophagiennes.

c. Les examens biologiques

La numération formule sanguine révèle une anémie modérée, parfois une leucopénie et une thrombopénie, témoins de l'hypersplénisme.

Les fonctions hépatiques sont relativement conservées :

- transaminases normales,
- hypo-albuminémie au stade tardif en rapport probable avec les pertes sanguines,
- phosphatases alcalines inconstamment augmentées mais sans autre signe de rétention biliaire.

Les épreuves de floculation sont par contre franchement positives, conséquence de l'augmentation des gamma-globulines et des macro-globulines.

4.3.5.3. Les bilharzioses extra-intestinales

La radiographie pulmonaire visualise des images micronodulaires disséminées ou une miliaire dans la bilharziose cardio pulmonaire.

4.4. Bilharziose et immunité

L'immunité protectrice n'existe pas. Il existe plutôt une immunité dite concomitante car la surinfection est évitée tant qu'il y a des vers adultes vivants dans l'organisme, même si ces vers ne pondent pas d'œufs (43).

La survie de ces vers à long terme ne semble pas compromise dans les infections chroniques, mais leur fertilité diminue.

Les anticorps circulants, appartenant aux diverses classes d'immunoglobulines apparaissent tôt dans l'infection et persistent longtemps après l'élimination des parasites.

Ce n'est que vers 1985 qu'on a pu confirmer la réalité de l'immunité chez l'homme.

Les premiers anticorps apparaissent lors d'une primo-infection sont des IgM dressés contre les polysaccharides des œufs de schistosomes (44).

Parmi les autres complications liées à S. mansoni, nous citerons aussi : une glomérulonéphrite et une myélite transverse. Ce n'est que plus tard dans l'existence que les anticorps létaux prennent le dessus et qu'une immunité relative, jamais stérile s'installe, suivie de la diminution des charges parasitaires.

L'immunité n'apparait que vers l'âge de 12-13 ans, d'autant plus tôt que la transmission est intense et les infections massives (43,44).

4.5. Traitement

Toute bilharziose évolutive doit être traitée afin d'éviter le risque de complications. Le praziquantel (Biltricide®) est efficace sur toutes les espèces. Cependant, il n'est pas actif sur les formes immatures du parasite et n'agit que sur les formes adultes (21). Il doit être prescrit à la dose de 40 mg/kg *per os* en 1 à 2 prises mais en un seul jour, soit 4 comprimés de 600 mg chez l'adulte, dans les bilharzioses uro-génitale et intestinale et à 60 mg/kg dans les bilharzioses artério-veineuses. Les dérivés d'artémisinine, en cours d'évaluation, pourraient devenir une alternative thérapeutique.

Ces médicaments sont bien tolérés, les seuls incidents notés sont des vertiges, des céphalées et des douleurs abdominales. Il faut se méfier de quelques phénomènes d'ordre immunopathologique attribués à une lyse parasitaire. Cela est parfois observé dans les formes aiguës en phase de primo-infection et qui s'aggravent du fait du traitement (encéphalite, asthme, péricardite,...) justifiant une posologie progressive et une corticothérapie associée.

En cas de complication, un traitement chirurgical peut être proposé : exérèse d'un calcul vésical ou urétéral, électrocoagulation de lésions prolifératives, chirurgie sur sténose urétérale, dysectasie du col, ligature des varices oesophagiennes, anastomose porto-cave, néphrectomie, voire splénectomie en cas d'hypersplénisme...

La surveillance post-thérapeutique associe une série de contrôles à 2 mois, 6 mois et un an. La guérison d'une bilharziose ne peut être affirmée qu'après interprétation des résultats des examens des urines ou des selles, de la numération formule sanguine, et des réactions séroimmunologiques.

Après traitement, les œufs peuvent être éliminés pendant plusieurs mois, un test d'éclosion des miracidiums permettra alors de différencier les œufs morts des œufs vivants.

De plus, le traitement provoque une décharge antigénique provenant de la lyse des vers. Il en résulte une élévation du taux des éosinophiles et des anticorps antibilharziens dans les 2 à 3 mois. Ensuite, on assiste à une régression puis une normalisation de l'éosinophilie et une négativation des réactions séro-immunologiques en 10 à 12 mois.

Bien entendu, les œufs doivent être morts ou avoir disparu des urines ou des selles et les signes cliniques doivent s'amender.

La persistance d'une hématurie, la remontée de l'éosinophilie, la positivité des examens parasitologiques au-delà de 3 mois nécessitent la reprise du traitement. On utilise le même produit mais à des doses plus fortes

4.6. Prophylaxie

La lutte contre la maladie impose une stratégie globale comprenant la lutte contre les mollusques, le traitement des sujets parasités, l'amélioration de l'élimination des excrétas humains et l'éducation sanitaire.

4.6.1. Prophylaxie de masse

Elle repose sur :

- L'éducation sanitaire et les préventions de la contamination des plans d'eau par les matières fécales et les urines, mais la protection des individus contre les eaux parasitées en zone d'endémie se heurte à des habitudes ancestrales et à des impératifs de la vie quotidienne. Elle demeure fonction de l'amélioration du niveau de vie.
- La chimiothérapie des populations affectées, mais si le traitement médical est relativement efficace sur le plan individuel, il ne peut être généralisé dans l'état actuel de la thérapeutique. D'une part, les sujets traités vivant en zone d'endémie sont soumis à des réinfestations plus ou moins

constantes, d'autre part l'existence d'un réservoir animal en limite l'intérêt dans la bilharziose intestinale et artério-veineuse.

4.6.2. Prophylaxie individuelle

Pas de bain en eaux douces ou saumâtres stagnantes, même pour de très courtes et très partielles immersions, les baignades ne devront être acceptées qu'en eau de mer ou en piscine dûment contrôlée.

4.6.3. Lutte contre l'hôte intermédiaire

La lutte est actuellement orientée contre les mollusques hôtes intermédiaires passifs, le point le plus vulnérable de la chaîne épidémiologique. L'emploi de molluscicides est une technique susceptible d'une application systématique. En fait, dans la pratique, les difficultés sont immenses pour des raisons diverses : les mollusques sont des hôtes intermédiaires fuyants, leurs habitats aquatiques sont constamment modifiés, certains molluscicides n'épargnent pas les poissons, base importante de l'alimentation. Des méthodes écologiques peuvent être utilisées comme l'assèchement périodique des canaux d'irrigation, la destruction des végétaux dont se nourrissent les mollusques. L'utilisation de mollusques compétiteurs des hôtes intermédiaires a fait ses preuves dans certaines régions (Brésil) mais reste aléatoire. L'utilisation de prédateurs est actuellement testée : Anatidae (canards) et mollusques carnivores (34).

MATERIELS ET METHODES

5.1. Caractéristiques de l'étude

5.1.1. Type d'étude
Il s'agit d'une étude descriptive et transversale à visée évaluative.

5.1.2. Lieu de l'étude
Cette étude a eu lieu dans la région de l'Adamaoua, plus précisément dans la ville de Meiganga, chef-lieu du département du Mbéré, située à 6°31'00'' Nord 14°18'00'' Est. Nous avons mené nos investigations dans quatre écoles primaires de Meiganga, les mêmes écoles où les données de base ont été obtenues (31).

L'Adamaoua du sud-est est un plateau cristallin situé entre 800 et 1500 m d'altitude. Le climat est de type soudano-guinéen à deux saisons contrastées, tempéré par l'altitude. La température annuelle moyenne est de 23°C, pour des extrêmes de 10° C et 34°C. Les forêts galeries le long des cours d'eau, alternent avec la savane arborée. Le plateau de l'Adamaoua s'interpose entre la zone Soudanaise chaude et sèche du nord et la zone équatoriale humide. Il constitue une zone d'endémie pour la bilharziose à *Schistosoma mansoni* (8,35,38).

5.1.3. Durée de l'étude
Cette étude s'est déroulée sur une période de 5 mois, allant de septembre 2013 à janvier 2014.

5.2. Méthodes

5.2.1. Population de l'étude
La population cible était constituée d'enfants âgés de 6 à 15 ans scolarisés provenant de 4 écoles primaires choisies en fonction de leur proximité avec la rivière où les mollusques hôtes intermédiaires avaient été retrouvés (31). Ces écoles sont :

- Ecole primaire publique d'application Groupe IA
- Ecole primaire publique d'application Groupe IB
- Ecole primaire publique d'application Groupe II
- Ecole primaire publique d'application Bilingue

5.2.2. Critères d'inclusion

Etait inclut dans cette étude tout élève issu de l'une des écoles choisies, dont l'assentiment avait été obtenu de lui-même et le consentement éclairé obtenu de ses parents ou tuteurs légaux, remplissant les conditions suivantes :

- âgé de 6 à 15 ans
- enfant ayant résidé à Meiganga depuis 1 an au moins
- enfant ayant participé ou non à une campagne de déparasitage de masse à base du praziquantel en milieu scolaire

5.2.3. Critères d'exclusion

Etaient exclus de notre étude ceux des élèves :

- n'ayant pas pu donner la selle
- ayant reçu un traitement antibilharzien datant de moins d'un mois
- refusant de participer

5.2.4. Echantillonnage

Nous avons procédé à un échantillonnage de convenance en recrutant nos participants dans les quatre écoles primaires investiguées en 2011.

La taille de l'échantillon a été déterminée en utilisant la formule de Lorentz

$$N = Z^2 \cdot P(1-P)/d^2$$

N = taille de l'échantillon requise

P = Prévalence de la bilharziose à S. mansoni en milieu scolaire retrouvée Meiganga en 2011: 32,5% (31)

Z = Niveau de confiance à 95% : 1.96

d = Marge d'erreur à 5%

Soit $N = 1.96^2 * 0.325 (1-0.325)/0.05^2$

N = 337 enfants

Nous avons enregistré 400 écoliers parmi lesquels 317 ont effectivement participé à l'étude

5.2.5. Procédure

Dans cette étude, nous avons procédé de la même façon qu'en 2011. Ainsi, après avoir obtenu l'accord des principales autorités sanitaires et administratives de la ville, ainsi que des directeurs des écoles, nous avons recruté nos participants dans les quatre écoles primaires choisies. Nous leur avons expliqué ainsi qu'à leurs enseignants le but de notre étude et ils ont reçu le formulaire de consentement éclairé à remettre à leurs parents (annexe 2). Ceux qui ont donné leur assentiment et dont les parents ont consenti ont été inclus.

Apres cette procédure de consentement, il a été attribué à chaque enfant un numéro d'identification unique ensuite leurs noms, âges et sexes ont été enregistrés.

5.2.5.1. Investigation clinique

Elle s'est effectuée après le premier interrogatoire dans une salle appropriée. Elle a été menée par l'investigateur principal, aidé par un collaborateur. Elle avait pour but de rechercher les signes fonctionnels et physiques présomptifs (état général ; coloration des conjonctives ; présence ou non d'une hépatomégalie, d'une splénomégalie ; les signes de circulation veineuse collatérale et d'ascite) de l'infestation bilharzienne chez les enfants répondant aux critères d'inclusion de l'étude.

5.2.5.2. Enquête parasitologique

Après l'examen clinique, il a été remis à chaque élève un morceau de papier hygiénique et un pot à selles étiqueté en lui indiquant la quantité de selles à fournir dans un délai d'une heure.

Dans ces échantillons, nous avons ajouté une petite quantité d'azoture de sodium pour préserver les éléments parasitologiques des phénomènes de putréfaction (45).

Les échantillons, collectés dans des boites en carton scellées, ont été acheminés par car de transport à Yaoundé dans un délai d'une semaine au laboratoire de parasitologie du CRM - IMPM pour coprologie.

5.2.5.3. Examen coprologique

Il a été réalisé dans le but de rechercher les œufs de *S. mansoni* dans les selles des sujets de notre étude. La technique utilisée était celle de Kato-Katz ;

Matériels et méthodes

elle a la capacité de diagnostiquer, de dénombrer les œufs ou les larves des parasites dans les selles des patients. Cette technique recommandée par l'OMS (46) consiste à :

- Tremper les lamelles de cellophane dans la solution de glycérol vert de malachite à 50% pendant au moins 24 heures avant l'usage ;
- Déposer une petite quantité de matière fécale sur un morceau de papier (papier journal) ;
- Appuyer le tamis sur l'échantillon ;
- Au moyen d'un bâtonnet applicateur à bord plat, racler la surface supérieure du tamis pour recueillir la matière fécale qui sort des mailles ;
- Disposer d'un moule perforé sur une lame propre et déposer un peu de matière fécale tamisée dans la partie évidée en la remplissant soigneusement, le bâtonnet applicateur arrivera pour lisser ;
- Enlever soigneusement le moule de façon que toute la matière fécale reste sur la lame et que rien ne reste accroché à la plaque, puis recouvrir avec une lamelle de cellophane imbibée de glycérol ;
- S'il y a trop de glycérol sur la face supérieure de la cellophane, l'essuyer avec un morceau de papier hygiénique ; retourner ensuite la lame et appuyer l'échantillon contre la cellophane sur une surface lisse, pour l'étaler de manière uniforme ;
- La lame sera alors retournée doucement pour ne pas détacher la cellophane. La préparation est terminée ;
- La lame est conservée pendant au moins 30 minutes à la température ambiante avant l'examen microscopique. On comptera tous les œufs à l'objectif 10 et on confirmera leur identification à l'objectif 40.

Ces lames étaient confectionnées par l'investigateur principal et examinées des techniciens de laboratoire.

Tous les échantillons de selles ont été examinés (une lame par échantillon) en utilisant des moules de calibre 41,7 mg (47,48). Nous avons confectionné une lame par échantillon et ces lames ont été examinées par des techniciens qualifiés. Toutes les lames positives et 10% des lames négatives ont été réexaminées par des techniciens beaucoup plus qualifiés et par le superviseur. Le nombre d'œufs de *S. mansoni* par gramme de selles a été calculé en utilisant un facteur multiplicatif de 24.

5.3. Considération éthique

Cette étude s'est déroulée avec l'assentiment et sans contribution financière des sujets participants et avec le consentement éclairé de leurs parents/tuteurs légaux, dans le strict respect du secret médical, dans un but humanitaire et non lucratif, avec l'autorisation :

- Du comité d'éthique de la FMSB /UY1
- Des Autorités administratives et sanitaires de Meiganga
- Du délégué départemental du MINEDUB, de l'inspecteur d'arrondissement de l'éducation de base ainsi que des directeurs des écoles primaires dans lesquelles nous avons travaillé

Tous les cas positifs diagnostiqués ont été traités systématiquement.

5.4. Matériels

- Pour l'enquête clinique :
    - Fiches techniques conçues pour l'occasion
    - Stylos à bille
    - Stéthoscopes
    - Thermomètres
    - blouses
- Pour l'enquête parasitologique :
    - Pots à selles
    - Gants de soins
    - Kit kato composé de :
        - Spatules
        - Plaques perforées (de 42 mg)
        - Tamis à mailles plastiques
        - Solutions de kato (100 ml de glycérine + 100 ml d'eau distillée + 1 ml de vert de malachite à 3%)
        - Lames porte-objet
        - Pinces
        - Tubes à essai coniques
    - Rouleaux de papier hygiénique
    - Microscope photonique
- Pour la recherche documentaire, rédaction du protocole et de la thèse :

- Ordinateurs portables
- Modem pour connections internet
- Imprimantes
- Rames de formats A4

5.5. Traitement et analyse statistique des données

Au total, 317 enfants ont été examinés dans les quatre écoles choisies pour l'étude. Les résultats ont été comparés à des données de base provenant des mêmes sites et obtenues en juin 2011 (31). Les enfants infectés par *S. mansoni* ont été classés comme suit : infection sévère ($\geq$400 œufs/gramme) ; modérée (100-399 œufs/gramme) ; légère (1-99 œufs/gramme) (46).

Une codification a été attribuée à certaines variables afin de faciliter leur saisie. Un masque de saisie a été confectionné pour limiter les erreurs de saisie.

Les données ont été analysées grâce aux logiciels EPI-INFO 3.5.4 (CDC), Open Epi 2.3 et Microsoft Excel version 2010.

Méthodes statistiques utilisées pour l'interprétation des résultats : fréquences et proportions ; moyennes.

Test statistique de comparaison : le Chi-deux ; le test exact de Fischer ; le test de Student.

Les intervalles de confiance étaient estimés à 95%.

Seuil de significativité : valeur $p<0,05$.

RESULTATS

Résultats

6.1. Caractéristiques de l'échantillon

6.1.1. Répartition des écoliers par tranches d'âge et par sexe

Les données de cette étude ont été obtenues auprès d'un échantillon de 317 écoliers.

Tableau I : répartition des écoliers par tranche d'âge et par sexe

Tranches d'âge (ans)	Masculin	Féminin	TOTAL
7-9	14 (46,7%)	16 (53,3%)	30
10-12	83 (44,1%)	105 (55,9%)	188
13-15	60 (60,6%)	39 (39,4%)	99
TOTAL	157 (49,5%)	160 (50,5%)	317

Les écoliers de cette étude étaient âgés de 7 à 15 ans avec un âge moyen de 11,58 ± 1,6 an.

188 (59,3%) écoliers avaient un âge compris entre 10 et 12 ans. C'est le groupe d'âge prédominant.

157 (49,5%) écoliers sont du genre masculin contre 160 (50,5%) du genre féminin soit un sexe ratio de 0,98.

6.1.2. Répartition selon l'ethnie

Tableau II : répartition de l'échantillon selon l'ethnie

Ethnie	Effectif	Pourcentage (%)
Gbaya	107	33,8
Bororo	7	2,2
Foulbé	106	33,4
Haoussa	51	16,1
Autres	46	14,5
Total	317	100

Les ethnies les plus représentées dans cette étude étaient les Gbayas et les Foulbés avec 33,8% et 33,4% respectivement. Les autres ethnies (14,5%) étaient constituées des bamilékés, Bulu, Eton, Ewondo et Toupouri.

6.1.3. Répartition selon la religion

Les écoliers de cette étude étaient majoritairement de confession Islamique (64%).

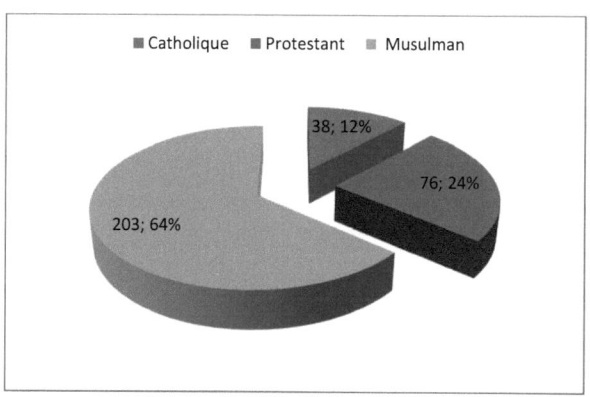

Figure 10 : répartition de l'échantillon selon les religions

6.1.4. Répartition selon les écoles

Tableau III : répartition des élèves selon les écoles

Ecole	Effectif	Pourcentage (%)
Ecole publique d'application Groupe 1A	89	28,1
Ecole publique d'application Groupe 1B	87	27,4
Ecole publique d'application Groupe 2	84	26,5
Ecole publique d'application Bilingue	57	18
Total	317	100

Ces écoles, les mêmes ayant fait l'objet de l'étude précédente en 2011, ont été choisies en fonction de leur proximité d'un point d'eau où *Biomphalaria Pfeifferi* a été retrouvé. L'école publique d'application groupe 1 A est la plus représentée avec 28,1% de l'effectif.

6.1.5. Répartition selon la participation aux campagnes annuelles de déparasitage en milieu scolaire

Tableau IV : répartition selon la participation au déparasitage

Participation	Effectif	Pourcentage (%)
Oui	302	95,3
Non	15	4,7
Total	317	100

Evaluation de l'efficacité du praziquantel dans le contrôle de la bilharziose intestinale après deux années de distribution de masse en milieu scolaire à Meiganga

95,3% des écoliers recrutés dans cette étude ont déjà participé à au moins une campagne annuelle de déparasitage de masse au praziquantel en milieu scolaire, dont la dernière.

Tableau V : nombre de participation

Participation annuelle	Effectif	Pourcentage (%)
1	85	28,1
2	114	37,7
3	73	24,2
4	26	8,6
5	4	1,3
Total	302	100

Le nombre de participation varie de 1 à 5 avec une moyenne de 2,17 participations.

6.2. Analyse Parasitologique des selles selon Kato-Katz

6.2.1. Prévalence de la Bilharziose intestinale

Tableau VI : prévalence de la bilharziose intestinale

Présence d'œufs de S. mansoni	Effectif	Pourcentage (%)	Intervalle de confiance
Positif	32	10,1	[7,1% ; 14,1%]
Négatif	285	89,9	[86% ; 93%]
Total	317	100	

Les œufs de *Schistosoma mansoni* ont été observés dans 32 échantillons de selles sur les 317 collectés soit une prévalence de 10,1%.

Evaluation de l'efficacité du praziquantel dans le contrôle de la bilharziose intestinale après deux années de distribution de masse en milieu scolaire à Meiganga

6.2.2. Charge parasitaire

Tableau VII : charge parasitaire

Charge parasitaire	Effectif	Pourcentage (%)
Légère (0-99 œufs/gramme)	20	62,5
Modérée (100-399 œufs/gramme)	7	21,9
Sévère (plus de 400 œufs/gramme)	5	15,6
Total	32	100

La charge parasitaire variait de 24 à 2016 œufs/gramme de selles avec une charge moyenne de 196,5 œufs/gramme.

6.2.3. Prévalence selon les tranches d'âge et le sexe

Tableau VIII : prévalence selon les tranches d'âge et le sexe

Tranches d'âges	Masculin		Féminin		TOTAL	
	Effectif	Positifs [n(%)]	Effectif	Positifs [n(%)]	Effectif	Positifs [n(%)]
7 – 9	14	2 (14,3)	16	4 (25)	30	6 (20)
10 – 12	83	11 (13,3)	105	8 (7,6)	188	19 (10,1)
13 – 15	60	6 (10)	39	1 (2,6)	99	7 (7,1)
TOTAL	157	19 (12,1)	160	13 (8,1)	317	32 (10,1)

Le groupe d'âge le plus parasité était celui des 10 – 12 ans. Quant au sexe, les garçons étaient plus infestés que les filles.

Evaluation de l'efficacité du praziquantel dans le contrôle de la bilharziose intestinale après deux années de distribution de masse en milieu scolaire à Meiganga

6.2.4. Prévalence selon les écoles

Tableau IX : prévalence par école

Ecole	Positif	Négatif	TOTAL
Ecole publique d'application Groupe 1A	7 (7,9%)	82 (92,1%)	89
Ecole publique d'application Groupe 1B	17 (19,5%)	70 (80,5)	87
Ecole publique d'application Groupe 2	7 (8,3%)	77 (91,7%)	84
Ecole publique d'application Bilingue	1 (1,8%)	56 (98,2)	57
TOTAL	32 (10,1%)	285 (89,9%)	317

L'école publique d'application Groupe1B était la plus à risque (OR=3.481 ; p=0.00105) contrairement à l'école publique d'application bilingue (OR=0.1319 ; p=0.0108).

6.2.5. Prévalence selon la participation à une campagne annuelle de déparasitage en milieu scolaire

Tableau X : prévalence selon la participation aux campagnes de déparasitage

Participation déparasitage annuel	Positif [n(%)]	Négatif [n(%)]	TOTAL	OR	IC	P-value
OUI	30 (9,9)	272 (90,1)	302	0,72	[0,15; 6,85]	0,46
NON	2 (13,3)	13 (86,7)	15	-	-	
TOTAL	32 (10,1)	285 (89,9)	317			

La participation à au moins une campagne de déparasitage de masse au praziquantel serait associée à un risque moindre d'être infesté par Schistosoma mansoni, mais ceci n'est pas statistiquement significatif.

Tableau XI : prévalence selon le nombre de participations

Nombre de participation	Positif	Négatif	TOTAL	OR	p
1	8 (9,4%)	77 (90,6%)	85	0,90	0,50
2	11 (9,6%)	103 (90,4%)	114	0,93	0,51
3	8 (11%)	65 (89%)	73	1,13	0,46
4	2 (7,7%)	24 (92,3%)	26	0,73	0,50
5	1 (25%)	3 (75%)	4	3,02	0,35
TOTAL	30 (9,9%)	272 (90,1%)	302	0,72	0,46

Evaluation de l'efficacité du praziquantel dans le contrôle de la bilharziose intestinale après deux années de distribution de masse en milieu scolaire à Meiganga

Il n'existe pas de liens statistiquement significatifs entre le nombre de participations aux campagnes de déparasitage de masse et l'infestation bilharzienne.

6.2.6. Autres parasites retrouvés

Tableau XII : autres parasites retrouvés

Parasites	Effectif	Pourcentage
Trichiuri trichiura	3	0,9
Ancylostoma duodénale	4	1,3
Schistosoma intercalatum	1	0,3

Les autres éléments parasitaires retrouvés étaient principalement les œufs d'*Ankylostoma duodénale* avec une prévalence de 1,3%. Néanmoins la découverte dans un échantillon de selle des œufs de *Schistosoma intercalatum* (annexe 5) a suscité beaucoup d'interrogations car aucun cas n'avait été rapporté venant de la partie septentrionale du pays jusqu'ici.

6.3. Manifestations cliniques

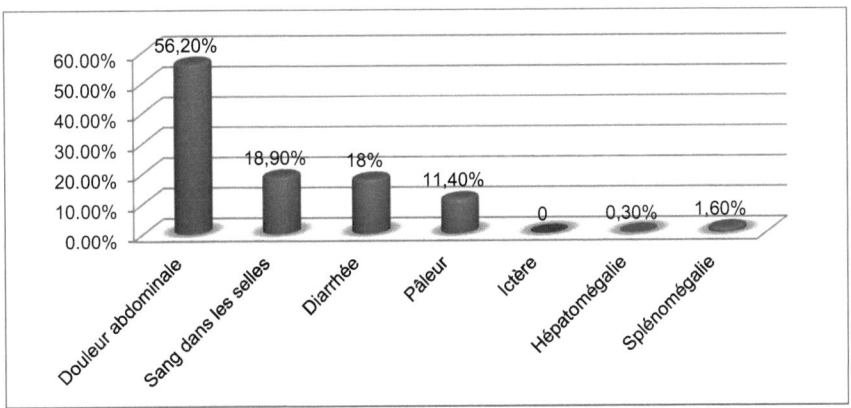

Figure 11 : fréquence des signes et symptômes cliniques

Les enfants examinés ont principalement évoqué comme symptômes la **douleur abdominale, la présence du sang dans les selles et la diarrhée** dans les deux semaines précédant cet examen tel que le montre figure 11. **La forte proportion de ces symptômes contraste** avec la quasi inexistence des signes liés aux complications tels que l'hépatomégalie, la splénomégalie et les signes d'hypertension portale.

6.4. Comparaison des données

<u>Tableau XIII</u> : comparaison entre les résultats de 2011 et nos résultats

Ecole publique d'application:	2011		2013		P-value
	Effectif	Pourcentage (%)	Effectif	Pourcentage (%)	
Groupe 1A	81	49,4	89	7,9	0,000
Groupe 1B	36	30,5	87	19,5	0,185
Groupe 2	108	35,1	84	8,3	0,000
Bilingue	95	15,8	57	1,8	0,000
TOTAL	320	32,5	317	10,1(↓68,9%)	0,000

La prévalence de la bilharziose à *Schistosoma mansoni* est passée de 32,5% en 2011 à 10,1% en 2013 (p=0,0000) ce qui représente une baisse très significative de cette infection chez les écoliers de Meiganga.

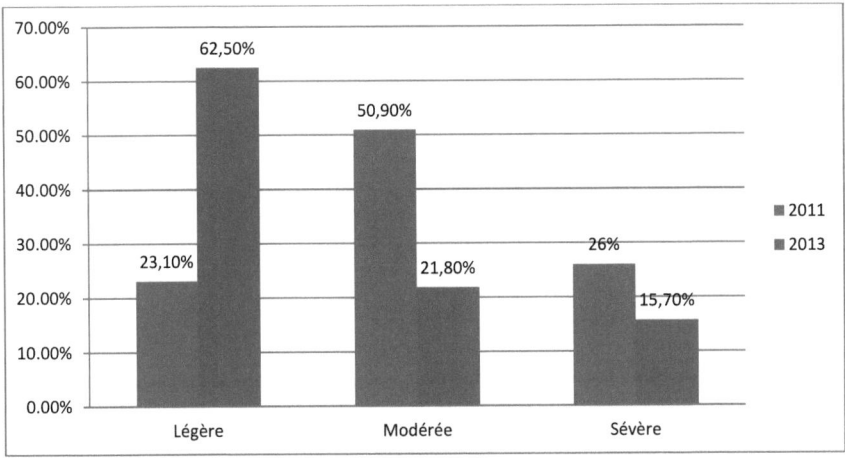

Figure 12 : comparaison des proportions des différents degrés d'intensité de l'infection à *S. mansoni* entre 2011 et 2013

Lorsque nous faisons une comparaison avec les données de base, nous remarquons clairement sur la figure 12 qu'en 2011, les sujets infestés avaient majoritairement une charge parasitaire modérée tandis que dans ce travail, l'infection légère est prépondérante. Donc globalement les charges parasitaires tendent à diminuer

DISCUSSION

Discussion   50

7.1. Limites de l'étude

L'évaluation de l'impact d'une intervention de santé publique reste un processus complexe car elle peut être influencée par de nombreuses variables qui peuvent être écologiques, immunologiques ou encore épidémiologiques selon l'OMS (46).

Dans ce travail comme dans la plupart des études consacrées à l'évaluation de l'impact d'un traitement à base du praziquantel, la recherche s'est appuyée sur la prévalence et l'intensité de l'infection.

Aussi, la méthode de Kato-katz montre une faible sensibilité chez les individus dont l'intensité de l'infection est légère (49). Néanmoins, la répétition des examens chez un même individu à quelques jours d'intervalle permet d'augmenter nettement cette sensibilité, ce que nous n'avons pas pu faire dans ce travail.

Nous avons mené une étude descriptive et transversale sur une période de quatre mois dans quatre écoles primaires de la ville de Meiganga. Nous avons recruté au total 317 enfants de façon aléatoire dans les classes supérieures des écoles concernées (CE2 ;CM1 ;CM2) en tenant compte des recommandations de l'OMS (50).

La taille de l'échantillon est en dessous de celle obtenue par Fandouo et al (31) en 2011 dans la même population. L'étude qui nous sert de données de bases menée par cette dernière a été faite sur un échantillon de 320 enfants. Pour ce travail, nous avons été confrontés à la faible adhésion des enfants et surtout de leurs parents.

7.2. Résultats

7.2.1. Caractéristiques de la population de l'étude

Dans cette étude, nous avons travaillé sur un échantillon de 317 enfants dont l'âge variait entre 7 et 15 ans et avec un âge moyen de 11,58 ± 1,6 an. Cette population était composée majoritairement de filles, qui représentaient 50,5% des sujets contre 49,5% pour les garçons soit un sexe ratio H/F de 0,98. La tranche d'âge la plus représentée était celle des enfants âgés de 10 à 12 ans qui constituaient 59,3% de l'échantillon.

L'âge moyen de cette étude correspond à celui de Muhumuza et al. (51) en Ouganda qui ont retrouvé une moyenne de 11,6 ± 1,8 ans. Par contre il reste inférieur à l'âge moyen de Fandouo (13 ± 3 ans).

Parmi ces écoliers, 95,3% avaient participé à au moins une campagne de distribution de masse du praziquantel. Sesay et al. en Sierra Leone (32) situaient ce taux de participation à 83,9%. Pour Muhumuza et al. en Ouganda (51), 28,2% des enfants avaient participé à la distribution du praziquantel l'année précédant son étude d'impact. Cette forte participation aux campagnes de distribution de masse du praziquantel dans notre contexte pourrait s'expliquer par la forte implication des instituteurs et personnels du MINEDUB dans cette activité en collaboration avec le MINSANTE, ce qui n'est pas toujours le cas dans certains pays africains tel que le rapporte la littérature (33,52). Quant au nombre de participation à ces campagnes de déparasitage, il variait de 1 à 5 avec une participation moyenne de 2,17.

7.2.2. Biologie

Prévalence et comparaison

Sur les 317 écoliers, 32 ont été testés positifs pour les œufs de S mansoni donc la prévalence de la bilharziose intestinale retrouvée au cours de cette étude était de 10,1%. Les données de base obtenues en 2011 par Fandouo (31) faisaient état d'une prévalence de 32,5% soit un taux de réduction de 68,9% de cette infection entre 2011 et 2013 et après deux campagnes annuelles de déparasitage de masse au praziquantel, ce qui est statistiquement significatif (p=0,000). Ces résultats sont proches de ceux de certains auteurs.

En effet, Sesay et al (32) en Sierra Leone ont observé une réduction de 67,2% de la prévalence de l'infection à *S. mansoni* entre 2009 et 2012 après trois tours de déparasitage annuel au praziquantel (49,7% à 16,3%). Par contre, Muhumuza et al (33) en Ouganda n'ont obtenu qu'une baisse de 6,8% de la prévalence de la bilharziose à S. mansoni entre 2011 et 2012 après un seul tour de déparasitage annuel au praziquentel (35% à 32,6%). Cette modeste baisse retrouvée chez ce dernier pourrait s'expliquer par le faible taux de participation au déparasitage qu'il a d'ailleurs évoqué.

Cette baisse importante de la prévalence de la bilharziose à *S. mansoni* entre 2011 et 2013 chez les écoliers de Meiganga est sans doute le résultat des mesures de contrôle dont la distribution de masse milieu scolaire du praziquantel une fois par an. Depuis 2010, le MINSANTE à travers le PNLSHI, en partenariat avec le MINEDUB, a intensifié cette activité en la rendant pleinement effective et constante sur toute l'étendue du territoire national. Résultat, la couverture de la distribution du praziquantel a atteint 93% en 2010 dans la région de l'Adamaoua (52).

Dans cette étude, 95,3% des enfants avaient reçu le praziquantel en distribution de masse au cours de l'année scolaire précédente. La participation à au moins une campagne de déparasitage de masse en milieu scolaire, dont la dernière serait un facteur protecteur (OR=0.7169), ce qui n'est pas statistiquement significatif (p=0.4595). Aussi, nous remarquons que parmi les 32 enfants infectés, 30 recevaient régulièrement le praziquantel lors des campagnes. Ce qui pourrait donc poser le problème soit de la réinfestation ou de la résistance au médicament. Ces assertions sont d'autant plus plausibles que ces écoliers ne reçoivent le médicament qu'une fois l'année alors le praziquantel n'étant actif que sur les formes matures du parasite d'où l'intérêt des doses répétées de praziquantel dans cette prophylaxie. En effet, dans ce sens, King et al.(19) en 2011 ont démontré que l'administration d'une seconde dose de praziquantel dans les DEUX à HUIT semaines suivant la première est plus bénéfique que l'administration d'une dose unique dans les zones de forte endémicité.

Charges parasitaires

La charge ovulaire moyenne retrouvée dans ce travail était de 196,5 œufs/gramme de selle avec un minimum de 24 et un maximum de 2016. En comparant ce résultat avec celui retrouvé en 2011 (204 opg de selles), nous trouvons une différence statistiquement non significative (p=0,63). Ce résultat reste élevé par rapport à celui retrouvé par Sesay et al. (32) en Sierra Leone (18,98 opg) et Muhumuza et al. (51) en Ouganda (116,1 opg). Lorsque nous faisons une comparaison avec les données de base, nous remarquons clairement qu'en 2011, les sujets infestés avaient majoritairement une charge parasitaire modérée tandis que dans ce travail, l'infection légère est prépondérante (figure12) donc globalement les charges parasitaires tendent à diminuer. Des résultats similaires ont été trouvés pas Sesay et al. (32) en Sierra Leone.

Aussi, dans cette étude, la proportion des écoliers avec une infection sévère a diminué passant de 26% à 15,7%. Néanmoins, elle reste élevée car selon l'OMS, moins d'1% d'enfants d'âge scolaire devraient encore être sévèrement infectés après 2 à 3 ans de distribution de masse du praziquantel (50).

Prévalence selon les tranches d'âge et selon le genre

La tranche d'âge la plus parasitée était celle des 10-12 ans et constituait 59,4% des cas positifs. Ce constat va dans le sens de Fandouo (31) chez qui les 10-12 ans constituaient 39,7% des cas et étaient la tranche d'âge la plus infestée. Néanmoins, la tranche d'âge des 7-9 ans serait la plus à risque (OR=2,5096 ; p=0,066).

Concernant le sexe, il se dégage dans ce travail que les garçons sont plus infestés que les filles avec 59,4% des cas contre 40,6% (OR=1,55 ; p=0,16). Ceci corrobore les travaux de Fandouo (31). Cette observation pourrait trouver son explication dans le fait que les garçons sont beaucoup plus impliqués dans les activités mettant en contact avec l'eau des ruisseaux pour ce qui concerne les jeux principalement.

Prévalence par écoles

De toutes les écoles investiguées, une seule a été fortement associée à l'infection. Il s'agit de l'Ecole Publique d'Application Groupe IB (OR=3,48 ; p=0,001). Par contre, l'Ecole Publique d'Application Bilingue était beaucoup moins à risque (OR=0,13 ; p=0,01). Ceci s'expliquerait par le fait que la première école se trouve beaucoup plus près de la rivière source de contamination que la dernière.

7.2.3. Signes et symptômes de l'infestation bilharzienne

Sur le plan clinique, les enfants examinés ont principalement évoqué comme symptômes la douleur abdominale, la présence du sang dans les selles et la diarrhée dans les deux semaines précédant cet examen (figure11).

La forte proportion de ces symptômes contraste avec la quasi inexistence des signes liés aux complications tels que l'hépatomégalie, la splénomégalie et les signes d'hypertension portale. Ceci pourrait s'expliquer par le fait que la sévérité de la morbidité liée à la bilharziose est proportionnelle à l'intensité l'infection, principalement chez les jeunes enfants. Des résultats similaires ont été trouvés par Mayaka en RDC (53).

Aussi, la présence du sang dans les selles a été associée à l'infestation bilharzienne.

CONCLUSION

Conclusion

Ce travail, réalisé sur une période de quatre mois, a porté sur l'évaluation du niveau d'endémicité actuel de la bilharziose à *S. mansoni* en milieu scolaire dans la ville de Meiganga après deux années de distribution de masse du praziquantel.

Il s'agissait de comparer les résultats de notre enquête transversale à des données de bases obtenues dans la même population en 2011 et d'en déduire le rôle du praziquantel dans le contrôle de la maladie.

Au terme de ce travail, il en ressort que la prévalence de la bilharziose à *S. mansoni* a significativement régressé entre 2011 et 2013 en milieu scolaire à Meiganga passant de 32,5% à 10,1%. Cette baisse pourrait être liée au programme de distribution de masse du praziquantel en milieu scolaire car 95,3% des sujets de cette étude ont effectivement participé à la dernière campagne de distribution de masse du praziquantel en milieu scolaire. Néanmoins la proportion des enfants avec une charge parasitaire sévère reste élevée par rapport aux recommandations de l'Organisation mondiale de la santé, bien que nous ayons observé une diminution globale des charges. Le symptôme le plus évoqué par les sujets atteints était la douleur abdominale et la présence du sang dans les selles a été associée à l'infection

RECOMMANDATIONS

Recommandations

Au terme de cette étude, nous nous permettons de formuler quelques recommandations à l'endroit :

- **Du Ministère de la santé publique**

    o d'envisager la possibilité d'introduire dans le protocole des doses répétées de praziquantel et de renforcer l'éducation sanitaire, ceci pour un contrôle optimal de l'affection

- **Du Ministère de l'éducation de base**

    o d'équiper les écoles à risque de latrines bien tenues afin de limiter la contamination des points d'eau environnants

- **A la communauté scientifique**

    o de mener des études complémentaires afin d'évaluer l'efficacité thérapeutique du praziquantel et de déceler d'éventuels cas de résistance
    o aussi, une étude malacologique devra être menée pour mieux comprendre la présence de Schistosoma intercalatum dans cette zone

BIBLIOGRAPHIE

1. King CH. Parasites and poverty: the case of schistosomiasis. Acta Trop. 2010;113:95‑104.

2. Balen J, Stothard JR, Kabatereine NB, Tukahebwa EM, Kazibwe F, Whawell S, et al. Morbidity due to Schistosoma mansoni: an epidemiological assessment of distended abdomen syndrome in Ugandan school children with observations before and 1-year after anthelminthic chemotherapy. Trans R Soc Trop Med Hyg. nov 2006;100(11):1039‑1048.

3. Arap Siongok TK, Mahmoud AA, Ouma JH, Warren KS, Muller AS, Handa AK, et al. Morbidity in Schistosomiasis mansoni in relation to intensity of infection: study of a community in Machakos, Kenya. Am J Trop Med Hyg. mars 1976;25(2):273‑284.

4. Vennervald BJ, Dunne DW. Morbidity in schistosomiasis: an update. Curr Opin Infect Dis. oct 2004;17(5):439‑447.

5. WHO. Preventive Chemotherapy Databank [online] [Internet]. 2009. Disponible sur: http://www.who.int/neglected_diseases/preventive_chemotherapy/databank/en/index.html

6. Van der Wer MJ, de Vlas SJ. Morbidity and infection with schistosomes or soil-transmitted helminths: Report for WHO Parasitic Diseases and Vector Contol. Rotterdam: Erasmus University; 2001.

7. Tchuem Tchuente LA, Behnke JM, Gilbert FS, Southgate VR, Vercruysse J. Polyparasitism with Schistosoma haematobium and soil-transmitted helminth infections among school children in Loum, Cameroon. Trop Med Int Health. nov 2003;8(11):975‑986.

8. Ratard RC, Kouemeni LE, Bessala MM, Ndamkoum CN, Greer GJ, Spilsbury J, et al. Human schistosomiasis in Cameroon. I. Distribution of schistosomiasis. Am J Trop Med Hyg. juin 1990;42(6):561‑572.

9. World Health Assembly. Schistosomiasis and soil-transmitted helminth infections. World Health Assembly 54.19 resolution; 2001.

10. Tchuem Tchuente LA, N'Goran EK. Schistosomiasis and soil-transmitted helminthiasis control in Cameroon and Cote d'Ivoire: implementing control on a limited budget. Parasitology. nov 2009;136(13):1739‑1745.

11. OMS-Cameroun. Le Ministre de la Santé Publique lance le programme National de lutte contre la shistosomiase et les helminthiases intestinales au Cameroun. Santé Au Quotid. 2004;2(5):1‑2.

12. OMS-Cameroun. Lutte contre les maladies tropicales négligées-Le Cameroun lance une campagne gratuite de déparasitage des enfants d'âge scolaire. Santé Au Quotid. 2007;3(3):1‑4.

13. Seto EY, Sousa-Figueiredo JC, Betson M, Byalero C, Kabatereine NB, Stothard JR. Patterns of intestinal schistosomiasis among mothers and young children from Lake Albert, Uganda: water contact and social networks inferred from wearable global positioning system dataloggers. Geospat Health. nov 2012;7(1):1‑13.

14. Uneke CJ. Soil transmitted helminth infections and schistosomiasis in school age children in sub-Saharan Africa: efficacy of chemotherapeutic intervention since World Health Assembly Resolution 2001. Tanzan J Health Res. janv 2010;12(1):86‑99.

15. King CH, Mahmoud AA. Drugs five years later: praziquantel. Ann Intern Med. 1989;110:290‑296.

16. Fenwick A, Webster JP, Bosque-Oliva E, Blair L, Fleming FM, Zhang Y, et al. The Schistosomiasis Control Initiative (SCI): rationale, development and implementation from 2002-2008. Parasitology. nov 2009;136(13):1719‑1730.

17. Garba A, Toure S, Dembele R, Boisier P, Tohon Z, Bosque-Oliva E, et al. Present and future schistosomiasis control activities with support from the Schistosomiasis Control Initiative in West Africa. Parasitology. nov 2009;136(13):1731‑1737.

18. Kabatereine NB, Brooker S, Koukounari A, Kazibwe F, Tukahebwa EM, Fleming FM, et al. Impact of a national helminth control programme on infection and morbidity in Ugandan schoolchildren. Bull World Health Organ. févr 2007;85(2):91‑99.

19. King CH, Olbrych SK, Soon M, Singer ME, Carter J, Colley DG. Utility of repeated praziquantel dosing in the treatment of schistosomiasis in high-risk communities in Africa: a systematic review. PLoS Negl Trop Dis. sept 2011;5(9):1321.

20. Gutman J, Richards FO, Eigege A, Umaru J, Alphonsus K, Miri ES. The presumptive treatment of all school-aged children is the least costly strategy for schistosomiasis control in Plateau and Nasarawa states, Nigeria. Ann Trop Med Parasitol. sept 2009;103(6):501-511.

21. Barakat R, El Morshedy H. Efficacy of two praziquantel treatments among primary school children in an area of high Schistosoma mansoni endemicity, Nile Delta, Egypt. Parasitology. avr 2011;138(4):440-446.

22. Stelma FF, Talla I, Sow S, Kongs A, Niang M, Polman K, et al. Efficacy and side effects of Praziquantel in an epidemic focus of Schistosoma mansoni. Am J Trop Med Hyg. 1995;53:167-170.

23. Kataz N, Rocha RS, De Soza CP, Filho PC, Bruce JI, Coles GC, et al. Efficacy of alternating therapy with oxamiquine and praziquantel to treat S. mansoni in children following failure of first treatment. Am J Trop Med Hyg. 1999;44:509-512.

24. El Bialy SA, Taman A, El-Beshbishi SN, Mansour B, El-Malky M, Bayoumi WA, et al. Effect of a novel benzimidazole derivative in experimental Schistosoma mansoni infection. Parasitol Res. 6 oct 2013;

25. Obonyo CO, Muok EM, Mwinzi PN. Efficacy of artesunate with sulfalene plus pyrimethamine versus praziquantel for treatment of Schistosoma mansoni in Kenyan children: an open-label randomised controlled trial. Lancet Infect Dis. sept 2010;10(9):603-611.

26. Botros S, Sayed H, El-Dusoki H, Sabry H, Rabie I, El-Ghannam M, et al. Efficacy of mirazid in comparison with praziquantel in Egyptian Schistosoma mansoni-infected school children and households. Am J Trop Med Hyg. févr 2005;72(2):119-123.

27. Landoure A, Dembele R, Goita S, Kane M, Tuinsma M, Sacko M, et al. Significantly reduced intensity of infection but persistent prevalence of schistosomiasis in a highly endemic region in Mali after repeated treatment. PLoS Negl Trop Dis. 2012;6(7):e1774.

28. Hodges MH, Dada N, Warmsley A, Paye J, Bangura MM, Nyorkor E, et al. Mass drug administration significantly reduces infection of Schistosoma mansoni and hookworm in school children in the national control program in Sierra Leone. BMC Infect Dis. 2012;12:16.

29. Tadesse D, Tsehaye A, Mahmud A. Efficacy of Praziquantel in Treating Schistosoma Mansoni Infected School children in Tumuga and Waja, North Ethiopia. MEJS. 2010;2(2):3‑11.

30. Tchuem Tchuente LA, Momo SC, Stothard JR, Rollinson D. Efficacy of praziquantel and reinfection patterns in single and mixed infection foci for intestinal and urogenital schistosomiasis in Cameroon. Acta Trop. nov 2013;128(2):275‑283.

31. Fandouo Gamo PR. Recherche de la bilharziose intestinale à Schistosoma mansoni en milieu scolaire dans la ville de Meiganga (Région de l'Adamaoua): étude pilote. [Bangangté]: Université des Montagnes; 2011.

32. Sesay S, Paye J, Bah MS, McCarthy FM, Conteh A, Sonnie M, et al. Schistosoma mansoni infection after three years of mass drug administration in Sierra Leone. Parasit Vectors. 2014;7:14.

33. Muhumuza S, Katahoire A, Nuwaha F, Olsen A. Increasing teacher motivation and supervision is an important but not sufficient strategy for improving praziquantel uptake in Schistosoma mansoni control programs: serial cross sectional surveys in Uganda. BMC Infect Dis. 2013;13:590.

34. Chabasse D, Miegeville M. Bilharzioses. Parasitoses et Mycoses des régions tempérées et tropicales. Elsevier Masson; 2005. p. 156‑167.

35. Same Ekobo A. Santé, Climat et Environnement au Cameroun. Jutey Sciences. 1997;

36. Massenet D, Inrombe J, Dawaye O, Abdoulaye Y, Portal JL, Boisier P, et al. Schistosomiasis in the North region of Cameroon: unexplained decrease in prevalence among schoolchildren between 1986 and 2008-2009. Ann Trop Med Parasitol. déc 2009;103(8):745‑750.

37. Massenet D, Toukour A, Kamwa Ngassam RI, Djao R, Portal JL, Tchuem Tchuente LA. Changes in the distribution of human schistosomiasis in Far North province, Cameroon, since 1986. Ann Trop Med Parasitol. juin 2011;105(4):325‑328.

38. Ripert C. Epidémiologie des maladies parasitaires 2 Helminthoses. EDITION TEC ET DOC/LAVOISIER; 2006. 562 p.

39. Chippaux JP. Controle de la schistosomose: réalité et avenir. Med Sante Trop. 2000;60:54‑55.

40. Richard-Lenoble D, Dong TH. Bilharzioses ou schistosomoses. Rev Prat. 2007;57:149-155.

41. Katz K, Miura M. Comparative examinations. Jpn J Parasitol. 1954;3:35.

42. Katz N, Marcos P, Coelho Z, Pellegrino J. Evaluation of Kato's quantitative method through the recovery of S. mansoni eggs. J Parasitol. 1970;56:1032-1033.

43. Gonzales JO. Anti-eggs precititins in the serum of human infected with S. mansoni. J Infect Dis. 1985;95:86-89.

44. Biguet J, Capron A, Tran Van KP. Apport de l'épidémiologie des bilharzioses. AMM Parasitol. 1967;

45. Bundy, Foreman JDM, Golden MHM. Sodium azide presevation of faecal specimens for kato analysis. Parasitology. 1985;463-469.

46. Organisation Mondiale de la Santé. Schistosomiase et géohelminthiases : prévention et lutte : rapport d'un Comité d'experts de l'OMS. 2002 p. 32-33. Report No.: 912.

47. World Health Organization. Basic methods in medical parasitology laboratory. Geneva: World Health Organization; 1991.

48. World Health Organization. Bench aids for the diagnosis of intestinal parasites. Geneva: World Health Organization; 1994.

49. Massenet D, Jouanard N, Huttinger E. [Evaluation of the Kato-Katz technique for monitoring Schistosoma mansoni infestation in endemic areas]. Ann Biol Clin (Paris). avr 2013;71(2):227-233.

50. World Health Organization. Helminth control in school-age children: a guide for managers of control programmes. 2e éd. Geneva: World Health Organization; 2012.

51. Muhumuza S, Olsen A, Katahoire A, Nuwaha F. Uptake of preventive treatment for intestinal schistosomiasis among school children in Jinja district, Uganda: a cross sectional study. PloS One. 2013;8(5):e63438.

52. Minsanté-Cameroun. Rapport annuel 2010. Bull Programme Natl Lutte Contre Schistosomiase Helminthiases Intest Au Cameroun. janv 2011;(3):7.

53. Mayaka Ma-Nitu S. Etude épidemiologique de la bilharziose à Schistosoma mansoni en milieu scolaire: cas du groupement de Kiyanika. [RDC]: Université Kongo, Faculté de Médecine; 2001.

ANNEXES

Annexe 1 : Fiche technique
FICHE TECHNIQUE

Titre du projet : *Evaluation de l'efficacité du praziquantel dans le contrôle de la bilharziose intestinale après deux années de distribution de masse en milieu scolaire à Meiganga*

Date : ____/____/201__   Fiche N° :
_____

I. Identification

1. Nom et prénom : _____

2. Ecole   [   ]

   epaGIA=1   epaGIB=2   epaGIIA=3   epaGIIB=4

3. Niveau d'étude   [   ]

   *SIL=1   CP=2   CE1=3   CE2=4
   CM1=5   CM2=6*

4. Sexe   [   ]   *Masculin=1   Féminin=2*
5. Age   [   ] ans
6. Poids   [   ] kilogrammes

7. Ethnie   [   ]

   *Gbaya=1   Bororo=2   Peuhl=3   Mbum=4   Autre
   (_____)=5*
8. Religion   [   ]

Evaluation de l'efficacité du praziquantel dans le contrôle de la bilharziose intestinale après deux années de distribution de masse en milieu scolaire à Meiganga

Catholique=1   Protestant=2   Musulman=3   Autre (_____)=4

9. Lieu de résidence _____

10. Durée de résidence à Meiganga [____]   ans

II. Antécédents de prise du praziquantel

11. Avez-vous déjà participé à la dernière campagne de distribution de masse du praziquantel ?
    [____]   *Oui=1 Non=2*
- Si autres participations, nombre : [____]

III. Symptomes et signes

A. Avez-vous eu au cours des deux semaines précédentes les symptômes suivants :

12. Douleurs abdominales [____]   *Oui=1   Non=2*

13. Sang dans les selles [____]   *Oui=1   Non=2*

14. Sang dans les urines [____]   *Oui=1   Non=2*

15. Diarrhée sanglante [____]   *Oui=1   Non=2*

B. A l'examen physique

16. Pâleur des conjonctives [____]   *Oui=1   Non=2*

17. Ictère [____]   *Oui=1   Non=2*

18. Circulations veineuses c. [____]   *Oui=1   Non=2*

19. Ascite [____]   *Oui=1   Non=2*

20. Hépatomégalie [____]   *Oui=1   Non=2*

21. Splénomégalie □   *Oui=1   Non=2*

IV. Analyse parasitologique des selles selon la méthode de Kato-Katz

22. Présence d'œufs de *Schistosoma mansoni* □   *Présent=1*
    Absent=2
- Si positif, quelle est l'intensité de l'infection ?
    □   œufs/gramme

Autres éléments parasitaires retrouvés

23. Œufs d'*Ascaris lumbricoides* □   *Présent=1   Absent=2*
24. Œufs de *Trichiuri trichiura* □   *Présent=1   Absent=2*
25. Autre : _____ □   *Présent=1   Absent=2*

Annexe 2 : Formulaire de consentement éclairé
FORMULAIRE DE CONSENTEMENT ECLAIRE

1. **Titre du projet de recherche :**
   Evaluation de l'efficacité du praziquantel dans le contrôle de la bilharziose intestinale après deux années de distribution de masse en milieu scolaire à Meiganga

2. **Investigateur principal**
   M. PILO NDIBO Roger Guy

3. **Autorisation du comité d'éthique N°** _____

4. **A propos de mon sujet de recherche**

   4.1. But
   Améliorer les stratégies de lutte contre la bilharziose intestinale dans les zones à fort taux de transmission.

   4.2. Durée de participation
   Le participant sera sollicité deux fois au plus et une entrevue ne prendra pas plus d'une journée.

   4.3. Procédure
   Nous allons recruter nos participants dans les quatre écoles primaires de Meiganga retenues pour l'étude. Nous leur expliquerons ainsi qu'à leurs parents et enseignants le but de notre étude et ceux qui accepteront librement d'y participer seront inclus.

   Apres cette procédure de consentement, nous leur soumettrons notre questionnaire qui a pour but de relever les paramètres sociodémographiques et culturels de notre population, de rechercher les antécédents de prise du praziquantel lors des campagnes de déparasitage de masse et les signes présomptifs de la bilharziose intestinale. Après l'examen clinique, il sera remis à chaque élève participant un morceau de papier hygiénique et un pot à selles étiqueté en lui indiquant la quantité de selles à fournir. L'échantillon sera reçu le lendemain

L'analyse parasitologique des selles, effectuée selon la méthode de Kato-Katz nous permettra :

- De déterminer la prévalence globale de la bilharziose intestinale dans notre population d'étude
- De quantifier la charge ovulaire par enfant estimée en nombre d'œufs par grammes de selles.

4.4. Risques et inconforts
- Aucun inconvénient majeur ni inconfort ne sera relevé par le patient

5. Bénéfices
- Les enfants testés positifs seront traités systématiquement
- Cette étude contribuera à la réduction du taux de prévalence de la bilharziose intestinale dans les zones d'endémie

6. Confidentialité
- Les fiches de collecte des données seront confidentielles et seuls les membres de l'équipe de recherche y auront accès.

7. Personnes à contacter en cas de besoin
- Investigateur principal
  - M. PILO NDIBO Roger Guy
  - Etudiant en 7e année études médicales à la FMSB/UY1
  - Email : guyrogerpilo@gmail.com
  - Tel : +237 97 89 22 96
- Le directeur de thèse
  - M. MOYOU SOMO Roger
  - Parasitologue
  - Professeur titulaire à la FMSB/UY1
  - Tel : +237 99 97 86 25
- Le Co-directeur de thèse
  - M. NDIKUM Valentine
  - Pharmacologue
  - Chargé de cours à la FMSB/UY1
  - Tel : +237 99 29 99 56

8. Caractère volontaire de la participation

Nous déclarons que la participation est volontaire et que le refus de participer n'entraine aucune conséquence ou perte d'avantages aux quels le participant a droit et que le participant peut suspendre à tous moments sa participation à l'étude sans que cela puisse lui poser un préjudice quelconque.

Nom du participant..

Fait à Meiganga le ..../............./201...

Signature de l'investigateur   **Signature du participant ou de son représentant légal**

Annexe 3 : Lettre au délégué départemental MINEDUB

REPUBLIQUE DU CAMEROUN
Paix-Travail-Patrie

MINISTERE DE LA

tantel dans le contrôle de tion de masse en milieu sc

REPUBLIC OF CAMEROON
Peace-Work-Fatherland

MINISTRY OF SCIENTIFIC RESEARCH AND

Annexes viii

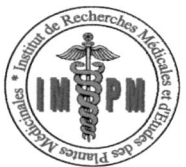

Institut de Recherches Médicales et d'Etude des Plantes Médicinales
Institute of Medical Research and Medicinal Plants studies

Centre de Recherches Médicales
Medical Research Center
Prof. Moyou Somo Roger
Chef du Centre

Yaoundé, le 12 novembre 2013

A Monsieur le Délégué départemental de
l'Education de Base du Mbéré

Monsieur le délégué,

    L'Institut de Recherches Médicales et d'Etude des Plantes Médicinales (IMPM), en collaboration avec la FMSB de L'Université de Yaoundé 1, envisagent de faire état de la situation de la bilharziose intestinale en milieu scolaire à Meiganga après distribution de masse du praziquantel.

    La bilharziose intestinale est une maladie touchant des dizaines de millions de personnes dans le monde particulièrement les plus petits qui sont plus exposés.

    Le projet actuel a pour but d'évaluer l'impact de la distribution de masse du praziquantel sur le niveau d'endémicité de la bilharziose intestinale chez les enfants d'âge scolaire à Meiganga et des écoles primaires de votre circonscription ont été retenues pour cette étude. Il s'agit de :

- Ecole primaire publique d'application Groupe IA
- Ecole primaire publique d'application Groupe IB
- Ecole primaire publique d'application Groupe IIA
- Ecole primaire publique d'application Groupe IIB

    Une équipe conduite par le Prof. MOYOU SOMO Roger, Chef du Centre et enseignant à la FMSB de L'Université de Yaoundé 1 fera des courtes missions dans ces établissements en vue de réaliser des examens coprologiques à chaque écolier retenu et éventuellement traiter ceux d'entre eux atteints de cette maladie. M PILO NDIBO Roger Guy, étudiant en 7eme année de médecine à la Faculté de Médecine et des Sciences Biomédicales de L'Université de Yaoundé 1 utilisera certaines données recueillies dans le cadre de cette étude pour la rédaction de sa thèse de Doctorat en Médecine.

    Je vous prie de bien vouloir leur accorder votre assistance habituelle.

Le Chef de Centre

Pr. MOYOU SOMO Roger

Annexe 4 : Quelques œufs de *Schistosoma mansoni* retrouvés (présente étude)

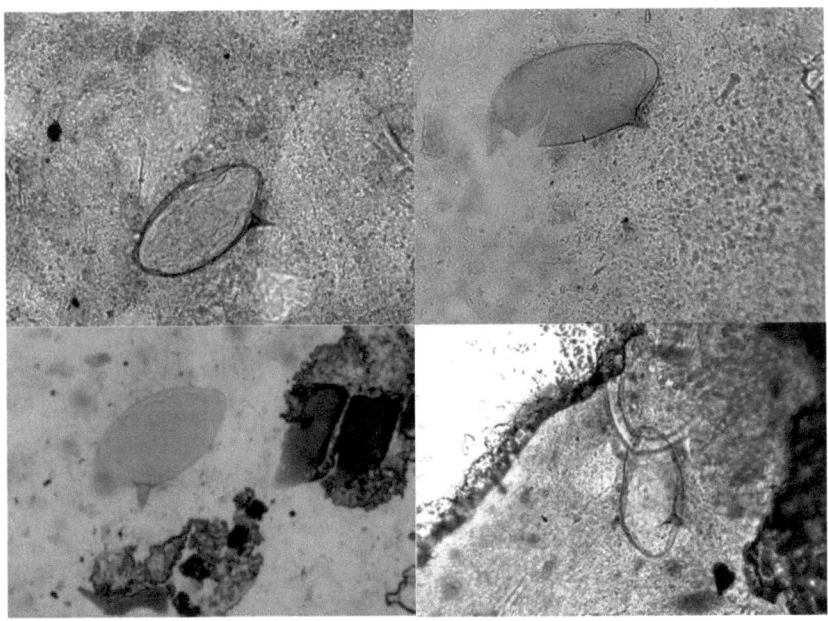

Œufs de *S. mansoni* retrouvés au cours de cette étude. On observe clairement l'éperon latéral typique et les possibles variations liées au montage des lames.

Annexes x

Annexes 5 : Œufs de *Schistosoma intercalatum* retrouvés (présente étude)

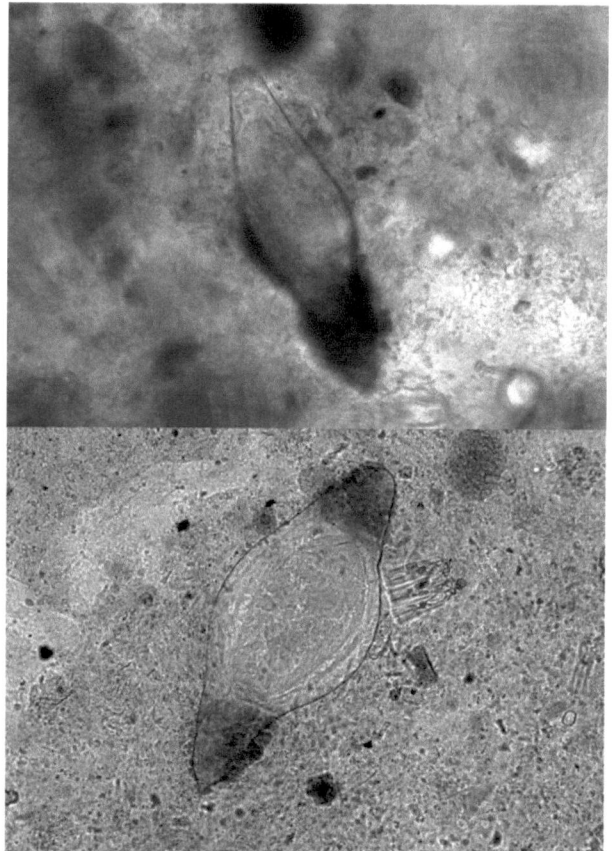

Œufs de *S. intercalatum* retrouvés dans l'échantillon de selles d'une petite fille de 9 ans scolarisée en CM1 à l'école publique d'application groupe1B. Ici on peut observer la forme en fuseau typique avec un éperon apical. Néanmoins les œufs de *S. bovis* peuvent présenter la même morphologie.

Annexes

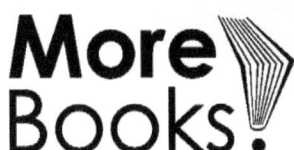
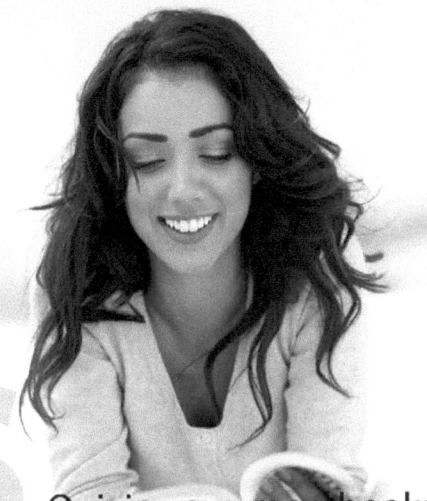

I want morebooks!

Buy your books fast and straightforward online - at one of the world's fastest growing online book stores! Environmentally sound due to Print-on-Demand technologies.

Buy your books online at
www.get-morebooks.com

Achetez vos livres en ligne, vite et bien, sur l'une des librairies en ligne les plus performantes au monde!
En protégeant nos ressources et notre environnement grâce à l'impression à la demande.

La librairie en ligne pour acheter plus vite
www.morebooks.fr

SIA OmniScriptum Publishing
Brivibas gatve 1 97
LV-103 9 Riga, Latvia
Telefax: +371 68620455

info@omniscriptum.com
www.omniscriptum.com

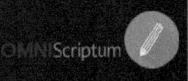

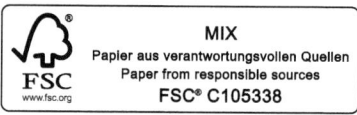

Printed by Books on Demand GmbH, Norderstedt / Germany